天然本草 养出百岁人生

养出百岁人生

修心以中医为魂，养身与本草为伴

主编

罗玉敏

U0206037

中国健康传媒集团

中国医药科技出版社

内容提要

本书是一本认识衰老、预防衰老的中草药养生科普书籍。全书共介绍了60种常见的具有抗衰老功效的中草药，29首常见的养生膏方，同时还设有体质测评表，帮助读者初步判断自身体质，以便根据自身体质进行日常调理。本书适合所有广大读者阅读。

图书在版编目（CIP）数据

天然本草：养出百岁人生 / 罗玉敏主编 . — 北京：中国医药科技出版社，2019.2

ISBN 978-7-5214-0662-7

Ⅰ . ①天… Ⅱ . ①罗… Ⅲ . ①本草 — 养生（中医） Ⅳ . ① R281 ② R212

中国版本图书馆 CIP 数据核字（2019）第 014076 号

美术编辑　陈君杞
版式设计　锋尚设计

出版　**中国健康传媒集团** | **中国医药科技出版社**
地址　北京市海淀区文慧园北路甲 22 号
邮编　100082
电话　发行：010-62227427　邮购：010-62236938
网址　www.cmstp.com
规格　710×1000mm　$^1/_{16}$
印张　11
字数　150 千字
版次　2019 年 2 月第 1 版
印次　2019 年 2 月第 1 次印刷
印刷　北京盛通印刷股份有限公司
经销　全国各地新华书店
书号　ISBN 978-7-5214-0662-7
定价　35.00 元

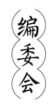

序

中医药蕴含着中华优秀传统文化，凝聚着深邃的哲学智慧和中华民族几千年的健康养生理念及其实践经验，是中国古代科学的瑰宝，也是打开中华文明宝库的钥匙。在抗衰老、治未病、养生中，中医药独有的优势和特色。

抗衰老，是一个古老的话题

《灵枢·师传》中就有这样一段话："人之情，莫不恶死而乐生。"乐生，重视养生是中国文化的特色之一。《素问·四气调神大论》言："圣人不治已病治未病，不治已乱治未乱。""治未病"是中医药养生的精髓理论，阐明了"未病养生"的重要性，包含两个方面，一方面是以延缓衰老为目标的未病养生原则，另一方面是以已虚防变为目标的医养原则。

未病的养生原则强调的是有效防止疾病的发生。扶正固本，是中医养生的主要原则之一。扶正就是扶助正气，固本就是调护人体抗病之本，通过扶正固本促进生理功能强化，以达到延缓衰老的目的。

已虚防变的医养原则强调的是医养的统一。该原则的核心就是要求人们重视虚证，防止因虚致病。对待虚证要正确处理医养关系，反对重医轻养，也反对重养轻医。

如何挑选适合自己的中药养生

如何选药：根据中医古籍《神农本草经》的记载，中药可分为上、中、下三品，上药主养命，无毒，多服久服不伤人，欲轻身益气不老延年者，本上经；中药主养性以应人，无毒有毒，斟酌其宜，欲遏病补虚羸者，本中经；下药主治病以应地，多毒，不可久服，欲除寒热邪气，破积聚愈疾者，本下经。

用药原则：中医讲究的是辨证施治，对证下药，证消药止。这里强调，中药虽然相对安全，也不可过度用药。

用药法度：中药是讲究配伍的。药物经过配伍，可增效减毒。

因此，应用中药养生必须具备一定的中药知识，本书结合中医经典古籍，对中药的相关知识进行了介绍，非常值得推荐。

用中药养生是一个自证修合的过程

自证修合就是自我体验与理性思考相结合的过程。中医学原理的发明是古代先哲们在自证修合的体验过程中对人体自身生理变化的一种更深层次的特殊认识形式。

《素问·举痛论》中说过："善言人者，必有厌于己。"其意是说，擅长论述人的生理规律的人，必定都是将这些规律经过自身验证过的。药物的四气、五味、归经，就是依靠"尝百草"的方式，经自证修合的过程体验，才得到药物的归经认识。

用中药养生，方法很多，加之人的个体差异，如果不加以自证修合，往往会被各家学说所迷惑，不知所措。只有通过自证修合的自我实践过程，才能够取得最佳的效果。现代人用中医药养生，缺乏的恰恰是自证修合的功夫，所以，非常容易临证缺乏定见，人云亦云，难以取得实效。

《天然本草：养出百岁人生》这本书深刻审视了衰老的机制，凝练了中医对衰老的认识，并荟萃了具有抗衰老功效的中药精华。更重要的是，本书传达了一种思想：养生必须从生活方式入手，每个人要形成适合自己的健康生活方式，再辅以适宜的中医药养生方法，度百岁天年不是梦！中医养生，就是"肇自然之性，成造化之功"！

臧东坡
2018 年 10 月于北京

前言

老化是指随着年龄的增加，机体出现的一系列形态学和生理学的变化，导致机体对外界环境的适应能力逐渐减退，机体的各项生理功能逐渐降低，最终产生的结果就是衰老。早在 2000 多年前的《楚辞》中的"年既老而不衰"也说明"老化"和"衰老"应该是不同的阶段。《素问·上古天真论》中就有记载："女子五七，阳明脉衰，面始焦，发始堕""男子五八，肾气衰，发堕齿槁"，这是老化的过程。《素问·天年》说："人之寿，百岁而死"，说明人若尽其天年可活到百岁。探索人类衰老的机制，采取措施，延缓衰老，延长寿命是医学界，甚至人类一直以来共同追求的目标。

随着医学科学的发展，社会的进步，人类的平均寿命不断延长，社会老龄化程度越来越严重。随着人类工作节奏的加快，与年龄相关的疾病越来越多，并且人们对生命质量的要求越来越高。因此如何延缓老化，如何预防衰老相关的疾病，是世界卫生组织面临的重要问题，也是目前中国医疗卫生领域的难题。

中医药是我们华夏民族的宝贵财富，中药在延缓老化、预防疾病的过程中起着不可替代的作用。然而中医的博大精深很难掌握，中药的使用常需要中医来指导，为此，本书选择了生活中常见的部分中药，以科普的形式，简明扼要地说明了这些中药的基本知识、性味归经及功效和使用说明，以便大众自行查阅借鉴。

本书共介绍了 60 种常见的与抗衰老相关的中药，29 首常见的养生膏方，有些膏方出处不同，故所用中药略有不同；并按功效，如补养气血、补益肝肾、健脾益胃、润肺生津、养血活血等，对这些中药进行分类，方便大众查阅；另外，本书对于这些中药的适应人群、慎用人群，以及食用方法进行了详细介绍。希望这本书能对未病先防或进行慢病调理的人群，在自己选择这些养生中药时，略有帮助。

罗玉敏

2018 年 9 月于北京

你知道自己是什么体质吗

判定方法	原始分=各个条目的分值相加 转化分数=［（原始分－条目数）/（条目数×4）］×100

判定标准	平和质为正常体质，其他8种体质为偏颇体质。 判定标准见下表。

平和质与偏颇质判定标准表

体质类型	条件	判定结果
平和质	转化分≥60分	是
	其他8种体质转化分均＜30分	
	转化分≥60分	基本是
	其他8种体质转化分均＜40分	
	不满足上述条件者	否
偏颇体质	转化分≥40分	是
	转化分30～39分	倾向是
	转化分＜30分	否

阳虚质

请根据近一年来的体验和感觉，回答以下问题	没有（根本不）	很少（有一点）	有时（有些）	经常（相当）	总是（非常）
❶ 您手脚发凉吗？	1	2	3	4	5
❷ 您胃脘部、背部或腰部怕冷吗？	1	2	3	4	5
❸ 您感到怕冷、衣服比别人穿得多吗？	1	2	3	4	5
❹ 您比一般人耐受不了寒冷（冬天的寒冷，夏天的空调、电扇等）吗？	1	2	3	4	5
❺ 您比别人容易感冒吗？	1	2	3	4	5
❻ 您吃（喝）凉的东西会感到不舒服或者怕吃（喝）凉东西吗？	1	2	3	4	5
❼ 您受凉或吃（喝）凉的东西后，容易腹泻（拉肚子）吗？	1	2	3	4	5

判断结果：□是　　□倾向是　　□否

阴虚质

请根据近一年来的体验和感觉，回答以下问题	没有（根本不）	很少（有一点）	有时（有些）	经常（相当）	总是（非常）
❶ 您感到手脚心发热吗？	1	2	3	4	5
❷ 您感到身体、脸上发热吗？	1	2	3	4	5

请根据近一年来的体验和感觉，回答以下问题	没有（根本不）	很少（有一点）	有时（有些）	经常（相当）	总是（非常）
❸ 您皮肤或口唇干吗？	1	2	3	4	5
❹ 您的口唇的颜色比一般人红吗？	1	2	3	4	5
❺ 您容易便秘或大便干燥吗？	1	2	3	4	5
❻ 您面部两颧潮红或偏红吗？	1	2	3	4	5
❼ 您感到眼睛干涩吗？	1	2	3	4	5
❽ 您感到口干咽燥、总想喝水吗？	1	2	3	4	5

判断结果：□是　　□倾向是　　□否

气虚质

请根据近一年来的体验和感觉，回答以下问题	没有（根本不）	很少（有一点）	有时（有些）	经常（相当）	总是（非常）
❶ 您容易疲乏吗？	1	2	3	4	5
❷ 您容易气短（呼吸短促，接不上气）吗？	1	2	3	4	5
❸ 您容易心慌吗？	1	2	3	4	5
❹ 您容易头晕或站起时头晕吗？	1	2	3	4	5
❺ 您比别人容易感冒吗？	1	2	3	4	5

续表

请根据近一年来的体验和感觉，回答以下问题	没有（根本不）	很少（有一点）	有时（有些）	经常（相当）	总是（非常）
⑥ 您喜欢安静、懒得说话吗？	1	2	3	4	5
⑦ 您说话声音低弱无力吗？	1	2	3	4	5
⑧ 您活动量稍大就容易出虚汗吗？	1	2	3	4	5

判断结果： □是　　　□倾向是　　　□否

痰湿质

请根据近一年来的体验和感觉，回答以下问题	没有（根本不）	很少（有一点）	有时（有些）	经常（相当）	总是（非常）
❶ 您感到胸闷或腹部胀满吗？	1	2	3	4	5
❷ 您感到身体沉重不轻松或不爽快吗？	1	2	3	4	5
❸ 您腹部肥满松软吗？	1	2	3	4	5
❹ 您有额部油脂分泌多的现象吗？	1	2	3	4	5
❺ 您上眼睑比别人肿（上眼睑有轻度隆起的现象）吗？	1	2	3	4	5
❻ 您嘴里有黏黏的感觉吗？	1	2	3	4	5
❼ 您平时痰多，特别是咽喉部总感到有痰堵着吗？	1	2	3	4	5

续表

请根据近一年来的体验和感觉，回答以下问题	没有（根本不）	很少（有一点）	有时（有些）	经常（相当）	总是（非常）
❽ 您舌苔厚腻或有舌苔厚厚的感觉吗？	1	2	3	4	5

判断结果：□是　　□倾向是　　□否

温热质

请根据近一年来的体验和感觉，回答以下问题	没有（根本不）	很少（有一点）	有时（有些）	经常（相当）	总是（非常）
❶ 您面部或鼻部有油腻感或者油亮发光吗？	1	2	3	4	5
❷ 您容易生痤疮或疮疖吗？	1	2	3	4	5
❸ 您感到口苦或嘴里有异味吗？	1	2	3	4	5
❹ 您大便时有黏滞不爽、解不尽的感觉吗？	1	2	3	4	5
❺ 您小便时尿道有发热感、尿色浓（深）吗？	1	2	3	4	5
❻ 您带下色黄（白带颜色发黄）吗？（限女性回答）	1	2	3	4	5
❼ 您的阴囊部位潮湿吗？（限男性回答）	1	2	3	4	5

判断结果：□是　　□倾向是　　□否

血瘀质

请根据近一年来的体验和感觉，回答以下问题	没有（根本不）	很少（有一点）	有时（有些）	经常（相当）	总是（非常）
❶ 您的皮肤在不知不觉中会出现青紫瘀斑（皮下出血）吗？	1	2	3	4	5
❷ 您两颧部有细微红丝吗？	1	2	3	4	5
❸ 您身体上有哪里疼痛吗？	1	2	3	4	5
❹ 您面色晦暗或容易出现褐斑吗？	1	2	3	4	5
❺ 您容易有黑眼圈吗？	1	2	3	4	5
❻ 您容易忘事（健忘）吗？	1	2	3	4	5
❼ 您口唇颜色偏暗吗？	1	2	3	4	5

判断结果：□是　　□倾向是　　□否

特禀质

请根据近一年来的体验和感觉，回答以下问题	没有（根本不）	很少（有一点）	有时（有些）	经常（相当）	总是（非常）
❶ 您没有感冒时也会打喷嚏吗？	1	2	3	4	5
❷ 您没有感冒时也会鼻塞、流鼻涕吗？	1	2	3	4	5
❸ 您有因季节变化、湿度变化或异味等原因而咳喘的现象吗？	1	2	3	4	5

续表

请根据近一年来的体验和感觉，回答以下问题	没有（根本不）	很少（有一点）	有时（有些）	经常（相当）	总是（非常）
❹ 您容易过敏（对药物、食物、气味、花粉或在季节交替、气候变化时）吗？	1	2	3	4	5
❺ 您的皮肤容易起荨麻疹（风团、风疹块、疙瘩）吗？	1	2	3	4	5
❻ 您的皮肤因过敏出现紫癜（紫红色瘀点、瘀斑）吗？	1	2	3	4	5
❼ 您的皮肤一抓就红，并出现抓痕吗？	1	2	3	4	5

判断结果：□是　　□倾向是　　□否

气郁质

请根据近一年来的体验和感觉，回答以下问题	没有（根本不）	很少（有一点）	有时（有些）	经常（相当）	总是（非常）
❶ 您感到闷闷不乐、情绪低沉吗？	1	2	3	4	5
❷ 您容易精神紧张、焦虑不安吗？	1	2	3	4	5
❸ 您多愁善感、感悟脆弱吗？	1	2	3	4	5
❹ 您容易感到害怕或受到惊吓吗？	1	2	3	4	5

续表

请根据近一年来的体验和感觉，回答以下问题	没有（根本不）	很少（有一点）	有时（有些）	经常（相当）	总是（非常）
❺ 您胁肋部或乳房胀痛吗？	1	2	3	4	5
❻ 您会无缘无故叹气吗?	1	2	3	4	5
❼ 您咽喉部有异物感，且吐之不出，咽之不下吗？	1	2	3	4	5

判断结果：□是　　□倾向是　　□否

平和质

请根据近一年来的体验和感觉，回答以下问题	没有（根本不）	很少（有一点）	有时（有些）	经常（相当）	总是（非常）
❶ 您精力充沛吗？	1	2	3	4	5
❷ 您容易疲乏吗？	5	4	3	2	1
❸ 您说话声音低弱无力吗？	5	4	3	2	1
❹ 您感到闷闷不乐、情绪低沉吗？	5	4	3	2	1
❺ 您比一般人耐受不了寒冷（冬天的寒冷，夏天的冷空调、电扇等）吗？	5	4	3	2	1
❻ 您能适应外部自然和环境的变化吗？	1	2	3	4	5
❼ 您容易失眠吗？	5	4	3	2	1
❽ 您容易忘事（健忘）吗？	5	4	3	2	1

判断结果：□是　　□倾向是　　□否

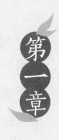

第一章

中医对衰老的认识

第一节　关于衰老的定义

衰老又称老化，通常是指在正常状态下，随着年龄的增加，自身生理功能减退，人体内环境的稳定与应激能力及结构发生退行性变化，趋向死亡，不可逆转的现象。人体在生长发育完成之后，便逐渐进入了衰老的过程。衰老是人类正常生命活动的自然规律，是多种内外因素综合作用的结果。衰老出现的早晚及相关的表现在个体间有很大差异，但总体说来年龄是其中最为关键的因素之一。早在《素问·上古天真论》中就有记载："女子五七，阳明脉衰，面始焦，发始堕""男子五八，肾气衰，发堕齿槁"，意指女性35岁、男性40岁后开始由壮盛期转入衰老期。随着年龄的增加，体内新陈代谢和各器官的功能逐渐减退，形体外观和内脏就会表现出衰老的征象。同时，《素问·天年》说："人之寿，百岁而死"，说明人若尽其天年可活到百岁。从35岁、40岁到百岁，如何调护预防，延缓衰老，进而延长寿命，是人类一直以来的目标。

想寻求人类健康长寿的秘籍，就必须对衰老理论有一个清楚完整的认识。中医的衰老理论在中医典籍中皆有论述，《黄帝内经》中早有关于肾气盛衰直接影响人体生长发育的论述，继而形成了肾气虚致衰的理论。故历代医家大都认为肾虚是衰老的主要原因，并在中医衰老理论中占主导地位。也有不少医家认为衰老虽是肾虚为本，但因虚而致的痰浊血瘀也是非常重要的致衰因素。虽然关于衰老学说可谓"百花齐放"，但概括起来可分为主虚说、虚实夹杂说和综合致衰说三类。

主虚说

1. 肾虚说

中医基础理论认为，肾为先天之本，主生殖，为人体生命之本源，与人的生长、发育、衰老有着密切的关系。人体的生命过程可分为幼年期、青年期、壮年期、老年期几个阶段，每一阶段机体的生长发育或衰退情况，都取决于肾精及肾气的盛衰。《素问·上古天真论》曰："女子五七，阳明脉衰，面始焦，发始堕；六七，三阳脉衰于上，面皆焦，发始白；七七，任脉虚，太冲脉衰少，天癸竭，地道不通，故形坏而无子也。……丈夫五八，肾气衰，发堕齿槁；六八，阳气衰竭于上，面焦，发鬓颁白；七八，肝气衰，筋不能动，天癸竭，精少，肾脏衰，形体皆极；八八，则齿发去。"由此可见，衰老的速度和寿命的长短在很大程度上取决于肾气的强弱。

后世医家对肾虚与衰老的关系也有很多精辟的见解，如虞抟在《医学正传》中提到："肾气盛则寿延，肾气衰则寿夭。"叶天士在《临证指南医案》中多次论述下元亏虚与衰老的关系，"男子向老，下元先亏""花甲以外年岁，……到底下元衰矣""高年下焦根蒂已虚"等。

2. 脾虚说

脾虚致衰的理论也源于《素问·上古天真论》："女子五七，阳明脉衰，面始焦，发始堕。"说明衰老是从阳明开始的。其解释有二：一是阳明是多气多血之经，脾胃是后天之本，气血生化之源。脾胃虚弱，化源不足，元气失养，机体抵抗力下降，外邪乘虚致病，因病而衰。二是从气化的观点来说，脾胃是一身气机升降之枢纽，脾胃健运，能使心肺之阳下降，肝肾之阴上升，而使天地交泰。若脾胃升降失调，会产生一系列病变，从而影响健康长寿。

对此学说，唐宋元明清诸医家皆有发挥、发展。尤其值得一提的是，金元四大家之一李东垣创立了脾胃学说，提出"内伤脾胃，百病由生""人以脾胃中元气为本"的思想。这说明调养脾胃之气是延年益寿的一条重要原则。孙思邈曾提出："五脏不足调于胃"，认为调理脾胃可使"气得上下，五脏安定，血脉和利，精神乃居"。李中梓更进一步提出"肾为先天之本，脾为后天之本"的理论，认为脾在人体生命活动中具有重要的作用，应同肾一样需要被重视。

3. 五脏虚衰说

五脏虚损既是衰老的生理特征，也是导致衰老的重要原因。脏腑虚损日久则因虚致实，导致痰、瘀、湿、滞等病理产物滋生，以致虚实夹杂，变生他病，进一步加速衰老。因此，衰老以虚为本，以实为标。在五脏之中，又以脾肾两脏与衰老关系最为密切。肾气的盛衰、肾精的盈亏与机体衰老的发生、发展关系密切。肾虚是衰老的主因，肾虚衰老说应是中医衰老学说的核心。《灵枢·天年》中论述从四十岁起衰老便已开始，涉及脏腑则从五十岁由肝脏始衰，随后按五行之序逐一衰弱，至九十岁肾气焦为止，乃至五脏皆虚，神气皆去，形骸独居，生命终止。如此看来，五脏与人体衰老密切相关。

4. 阴阳失调说

阴阳两者相互依存，保持平衡，则机体健康无病，达到"阴平阳秘，精神乃治"的状态。如果生理状态的阴阳相对平衡受到破坏，会发生阴阳偏盛或偏衰的病理状态。阳气虚损可导致阴精化生不足，阴精虚损又可导致阳气化生无源，久则阴阳俱损而衰老。当进入老年阶段，由于阴阳平衡失调，机体出现了衰老的征象，如"年四十，阴气自半，起居衰矣""人五十以上，阳气日衰，损与日至，心力渐退，忘前失后，兴居怠惰……视听不稳，多退少进……饮食无味，寝处不安"。朱丹溪在《养老论》中从阴阳虚损角度论述了阴阳失调的病理特点，指出"人身之阴阳，难成易亏，六七十后，阴不足以配阳，孤阳几欲飞越""夫老人内虚脾弱，阴亏性急。内虚胃热则易饥而思食；脾弱难化则食已而再饱，阴虚难降则气郁而成积"。故阴阳平衡失调可导致衰老的发生。以上均说明人的生命活动都有赖于阴阳二气的调和。

❀ 邪实夹虚说 ❀

1. 血瘀夹虚说

气血是构成人体和维持人体生命活动的基本物质，与人体生命活动息息相关。脏腑经络、组织器官进行生理活动，一刻也离不开气血的濡养。而气血旺盛通畅是保证人类健康长寿的重要因素。《素问·生气通天论》说："气血以流，长有天命。"气血充盈通畅又是人体健康长寿的必要条件。人到中年以后，随着年龄不断增长，人体开始步入衰老阶段，气血阴阳，五脏六腑开始处于衰退失调的状态，相继出现"阳明脉衰""肾气衰""五脏皆衰"等生理上的病理性变化。而且由于人们所处环境、生活条件、人际关系不断变化，又长期经受着六淫、七情、劳倦、外伤和疾病折磨，人体的气血盛衰和运行状态也会发生很大变化。随着气血不断衰减，运行就会日趋滞缓。气血虚衰和滞缓又易引起血脉瘀滞。瘀血内阻，气血运行不畅，使脏腑得不到正常濡养，那么人体正常的生理功能就会发生障碍，从而加速人体衰老进程。正如《灵枢·天年》说："血气虚，脉不通，真邪相攻，乱而相引，故中寿而终也。"朱丹溪认为"气血和，一疾不生"，而"气血不和，百病乃变化而生"。何赛萍等探讨血瘀与衰老的相关性时发现，抗衰汤对与血瘀相关的衰老基因有明显的调控作用，血瘀是导致衰老的关键因素之一。血瘀是衰老及老年病的常见病理因素，须及时调整。

2. 痰浊夹虚说

随着年龄的增长，人体的脏腑逐渐虚衰，生理功能逐渐下降，以致津液代谢失调，则聚而成痰，而血液运行不畅，则可导致血瘀。痰瘀又可相互促生。当血瘀阻滞时，可致津液代谢失常，从而导致痰饮的产生，正如唐容川在《血证论》中所言："血积既久，亦能化为痰水。"而痰浊内停，阻滞血脉，影响血运，也可导致血瘀。中医学早就认识到"百病皆因痰作祟"。痰阻血瘀形成后，又反过来影响人体的各项生理功能，加重脏腑虚衰，使精血津液运行更为不畅，促生痰瘀，从而使脏腑更加虚衰，形成恶性循环，最终导致脏腑功能衰败而使人体衰老直至死亡。朱丹溪在《格致余论·养老论》中言："夫老人内虚脾弱阴亏性急……阳虚难降则气郁而成痰。"指出阴亏内热、阳虚气郁皆会生痰。现代研究认为，随年龄增长，体内不饱和脂肪酸自动氧化速率和脂褐素沉积相应增加，造成回避反射下降和记忆力降低。老年性痴呆患者，其病理改变的神经元纤维缠结，老年斑形成，而从超微结构观察，老年斑中心为淀粉样物质，周围缠绕退化的神经元和神经轴突。这些都被认为属中医学的痰瘀范畴。

综合致衰说

1. 七情致衰说

中医学有"七情"之说，七情"过"与"不及"皆可致病。《吕氏春秋》云："精神安乎形，而年寿得长焉……大喜、大恐、大忧、大怒、大哀五者损神则生害矣。"《素问·上古天真论》曰："恬淡虚无，真气从之，精神内守，病安从来。"《灵枢·口问》曰："大惊卒恐，则血气分离，阴阳破败，经络厥绝，脉道不通。"何之鼎曰："人之心不可一日不用也，尤不可以一日不养，不用则滞，一则神阻遏，魂独枯槁之弊生；不养则瘦，一则思虑丛杂迫横构苦之患起。"情志导致衰老的病理机制可能是情志失调主要通过使脏腑亏虚、气血衰竭、气机逆乱、阴阳失调和痰凝血瘀五方面来致病促衰。

2. 生活方式说

《素问·上古天真论》指出："以酒为浆，以妄为常，醉以入房，以欲竭其精，以耗散其真，不知持满，不时御神，务快其心，逆于生乐，起居无节，故半百而衰也。"所谓妄作妄为，包括的范围很广，如饮食不合理、劳逸失度、房劳过度、起居无常等。在现代社会，生活方式病已成为世界头号杀手，不科学的生活方式是引起这类疾病的主要原因。生活节奏快、运动减少、压力增大、高热量饮食摄入、脂肪过剩、饮酒吸烟等多种因素，导致了许多生活方式疾病的发生，如心脑血管病、高血压、脂肪肝、肥胖症、糖尿病、骨质疏松症、慢性肺病、癌症等多种慢性病。调查发现，都市化程度越高，这些疾病的发病率也就越高。

3. 环境因素说

《素问·五常政大论》指出："高者其气寿，下者其气夭。"高者，是指高山、丘陵地带，气候寒冷，环境优美，空气新鲜，生物生长缓慢，寿命也就长；下者，是指地势低下，气候炎热地带，生物生长较快，寿命也相应短。现代研究认为，自然环境对人体的健康影响很大。现代工业带来的污染，如空气污染、水质污染、土壤污染、农药污染等，都会导致很多疾病的发生，对健康带来极大的损害。《素问·疏五过论》指出："故贵脱势，虽不中邪，精神内伤，身必败亡。"在没有稳定的心理准备的情况下，社会地位和环境的急剧变化，会给身心带来负面影响，导致疾病，加速衰老。现代研究表明，很多身心疾病都与激烈的社会竞争和过度紧张的心理状态有直接关系。不合理的社会制度、恶劣的社会习俗、落后的意识形态、社会逆境、家庭不和，以及人与人之间的种种斗争、矛盾等，都会使人体的代谢功能发生紊乱，导致早衰。

4.先天遗传说

先天遗传学说认为，人的衰老进程和寿命长短取决于父母的遗传基础，甚至在出生时已经确定。《灵枢·天年》中有："以母为基，以父为楯。"衰老和遗传有密切关系，因先天遗传不同，衰老速度也不一样。《黄帝内经》中有"火形之人"多不寿暴死之说，这是关于体质遗传的最早记载。先天禀赋强则身体盛壮，精力充沛，不易衰老。反之，先天禀赋弱则身体憔悴，精神萎靡，衰老就会提前或加速。

第二节 衰老的相关症状

形与神俱的健康标准

世界卫生组织关于健康的定义："健康乃是一种在身体上、精神上的完满状态，以及良好的适应力，而不仅仅是没有疾病和衰弱的状态。"这就是人们所指的身心健康。也就是说，一个人在躯体健康、心理健康、社会适应良好和道德健康四方面都健全，才是完全健康的人。

形与神俱在中医学上谓之"得神"。眼睛有神，呼吸微徐，二便正常，脉象缓匀，形体壮实，面色红润，牙齿坚固，双耳聪敏，腰腿灵便，声音洪亮，须发润泽，食欲正常，是脏腑精气充足、正气强盛的表现，此为躯体方面的"得神"，是生理健康的特征。精神愉快，记忆良好，心态平和，适应良好，道德高尚，此为心理方面的"得神"，是心理健康的特征。

✦ 衰老的相关症状 ✦

1. 形态衰老征象

《灵枢·天年》云："四十岁，腠理始疏，荣华颓落，发颇斑白。"老年人的头发变细变脆，毛囊萎缩，色素脱失，故头发变白而易脱落，这都与中医的肾虚有关。

2. 内脏衰老征象

《素问·脉要精微论》云："五脏者，身之强也。"五脏是形体强壮的根本，若五脏衰败则有相应的表现。如"头倾视深"，是精神衰败之象；"背曲肩随"，是脏气精微不能营于肩背；"转摇不能"，是肾脏衰败的表现；"屈伸不能，行则偻附"，是肝脏精气衰败的表现；"不能久立，行则振掉"，是肾精亏损的表现。

3. 功能衰老征象

《素问·阴阳应象大论》云："年五十，体重，耳目不聪明矣。年六十，阴痿，气大衰，九窍不利，下虚上实，涕泣俱出矣。"说明年老时，人的目、耳等空窍会发生明显的改变。《灵枢·脉度》云："肝气通于目，肝和则目能辨五色矣。"是说年老时，人的肝血会亏损，所以两眼会昏花，看不清东西。《灵枢·脉度》云："肾气通于耳，肾和则耳能闻五音矣。"是说老年人肾中精气逐渐衰败，因此听力时常会减退。

中医古籍中对衰老之象的论述，主要见于《养老奉亲书》《格致余论》《医学入门》三部著作中。北宋陈直的《养老奉亲书》中云："上寿之人，血气已衰，精神减耗，危若风烛，百疾易攻，至于视听，不至聪明，手足举动不随，其身体劳倦，头目昏眩，风气不顺，宿疾时发，或秘或泄，或冷或热，此皆老人之常态也。"金元四大家朱丹溪的《格致余论·养老论》对老人衰老之态的论述最为详尽："人生至六十、七十以后，精血俱耗，平居无事，已有热证。何者？头昏目眵，肌痒溺数，鼻涕牙落，涎多寐少，足弱耳聩，健忘眩晕，肌燥面垢，发脱眼花，久坐兀睡，未风先寒，食则易饥，笑则有泪。但是老境，无不有此……夫老人内虚脾弱，阴亏性急。内虚胃热则易饥而思食，脾弱难化则食已而再饱，阴虚难降则气郁而成痰，至于视听言动，皆成废懒。百不如意，怒火易炽。"尤其是其中的"头昏目眵"等十二条四字排比句，形象地记述了老人在身体各方面的衰老表现。明朝李梴的《医学入门·杂病·内伤类》中也记载了有关衰老的论述，其言："年老精血俱耗，平日七窍反常，啼号无泪，笑如雨流，鼻不嚏而出涕，耳无声而蝉鸣，吃食口干，寐则涎溢，溲不利而自遗，便不通而或泄，昼则对人瞌睡，夜则独卧惺惺，此老人之病也。"这些都详细地描述了衰老的征象。

从古代中医文献来看，尤其是《黄帝内经》，将衰老的起始时间确定于40岁，故从40岁开始，中医对衰老的一般规律的认识如下。

（1）40岁，在肾，突出表现为：①骨：骨痿，易折；②牙齿：齿槁，齿脆不坚，易于摇动，疏豁，乃至齿落；③听力：耳聋，耳鸣；④头发：发鬓斑白，发脱，乃至发去；⑤腰部：腰脊痛，牵引少腹；⑥小便：夜多小水，溺数，小便不禁；⑦生殖能力：阳痿，外肾不兴，精少，精溢自泄，乃至无子。

（2）50岁，在肝，突出表现为：①眼目及泪：白睛、瞳孔颜色的改变，眼花，泪多；②筋爪：筋软无力，爪甲色不华；③体力：倦怠易疲劳；④性格：性急易怒。

（3）60岁，在心，突出表现为：①记忆力：健忘，忘前失后；②睡眠：寐少，夜不瞑，寐则涎溢；③面部：面部憔悴，面色暗，面赤；④舌：舌不知味，言多错忘；⑤心态：孤僻。

（4）70岁，在脾，突出表现为：①口腔：口干，涎多，痰多；②消化吸收：易饥易饱，易于伤食，易腹胀；③肌肉：肌肉枯，肌痒；④行动力（四肢）：倦怠懒动，足软不堪步履；⑤腹部：脐腹畏冷；⑥脉象：缓弱。

（5）80岁，在肺，突出表现为：①呼吸：呼吸减弱、表浅（气衰）；②大便：便秘或泄泻，脱肛；③鼻腔：鼻涕多；④皮肤：皱纹多且深，皮肤干燥；⑤性格：易于感伤。

（6）90～100岁，五脏皆衰，肾精枯涸，直至五脏衰极而生命终。

第三节　相关体质辨识

❧什么是体质❧

体质是一种客观存在的生命现象，是个体生命过程中，在先天遗传和后天获得的基础上表现出的形态结构、生理功能，以及心理状态等各方面综合的、相对稳定的特质。体质决定着人体对某种致病因子的易感性及其病变类型的倾向性。体质的差异现象是先天因素与多种后天因素共同作用的结果。

衰老存在明显的个体差异，那个体之间又有什么不同和相同之处呢？这就是体质的意义所在。所谓体质，就是对一个人的形态如何，如高矮胖瘦、生理功能的盛与衰、物质代谢的正常与否，以及心理性格等特征的概括。它是人类在生长发育过程中所形成的与自然、社会环境相适应的人体个性特征，是先天和后天因素综合作用的结果。体质决定了一个人是否健康，是否容易得某种疾病，得病后如何治疗，以及预后转归，对健康养生有很重要的指导意义。

北京中医药大学王琦教授带领的"中医体质分类判定标准的研究及其应用"课题组，通过对中国东、西、南、北、中5个地域9省26市进行的21948例大样本流行病学调查研究所得出的结果进行归纳和统计分析，提出了平和质、气虚质、阳虚质、阴虚质、痰湿质、湿热质、血瘀质、气郁质、特禀质九种基本体质类型的概念。其中，平和质属于健康体质，其余8种为偏颇体质。调查结果也显示出体质与地域、年龄、性别等具有相关性。

以地区分：东部地区湿热质较多；南部地区湿热质和血瘀质较多；西部地区气虚质、阴虚质较多，阳虚质较少；华北地区湿热质较多；东北地区气虚质、阳虚质较多。

以性别分：男性平和质、痰湿质、湿热质明显多于女性；女性血瘀质、阳虚质、气郁质、阴虚质明显多于男性。

以年龄分：年轻人阴虚质、湿热质、气郁质多见；中年人痰湿质多见；老年人阳虚质、血瘀质较多。

◈ 不同体质与常见疾病 ◈

1. 气虚体质与常见疾病

气虚质是元气不足的体质状态，典型症状是疲乏、气短、自汗。气虚时人体多表现出诸多元气不足的亏损症。气虚体质的人容易发生下列疾病：①脏器下垂、子宫下垂、脱肛、肾下垂、低血压等；②重症肌无力；③习惯性便秘；④肥胖症；⑤色斑；⑥功能性子宫出血；⑦高血压病；⑧鼻炎。

2. 阳虚体质与常见疾病

阳虚质是阳气不足的体质状态，典型症状是畏寒怕冷、手足不温。人体一旦阳虚之后，正气不足，免疫功能低下。阳虚体质的人容易发生下列疾病：①风湿性疾病、类风湿关节炎；②肥胖症；③肾炎；④性功能障碍；⑤骨质疏松；⑥痤疮；⑦痛经、带下症；⑧感冒。

3. 阴虚体质与常见疾病

阴虚质是阴液亏少的体质状态，典型症状是口燥咽干、手足心热。体内的精、血、津、液相对减少，必然干燥，"阴虚则内热"，导致一些阴液不足的疾病。阴虚体质的人容易发生下列疾病：①高脂血症；②结核病；③高血压病；④糖尿病；⑤便秘；⑥肿瘤；⑦皮肤病。

4. 痰湿体质与常见疾病

痰湿质是痰湿凝聚的体质状态，典型症状是体形肥胖、腹部肥满、口黏苔腻。百病多兼痰，怪症多属痰。痰湿体质的人需要多加注意，以免引起疑难怪病。痰湿体质的人容易发生下列疾病：①肥胖症；②高血压病；③糖尿病；④代谢综合征；⑤带下症；⑥乳腺增生。

5. 湿热体质与常见疾病

湿热质是湿热内蕴的体质状态，典型症状是面垢油光、口苦、苔黄腻。湿热体质的人在暑夏时会更觉浊闷烦困。湿热体质的人容易发生下列疾病：①肝炎；②胆囊炎、胆结石；③泌尿系统疾病；④生殖系统疾病；⑤皮肤病；⑥口腔溃疡；⑦耳鸣、耳聋。

6. 血瘀体质与常见疾病

血瘀质是血行不畅的体质状态，典型症状是肤色晦暗、舌质紫暗。血瘀体质的人容易发生下列疾病：①心脑血管病；②脉管炎；③静脉炎；④皮肤病；⑤抑郁症；⑥痛经；⑦偏头痛；⑧乳腺疾病。

7. 气郁体质与常见疾病

气郁质是气机郁滞的体质状态，典型症状是神情抑郁、忧虑脆弱，与情志疾病有关。气郁体质的人容易发生下列疾病：①失眠；②抑郁症；③偏头痛；④月经不调；⑤甲状腺功能亢进症；⑥慢性胃炎；⑦肝炎、胆囊炎。

8. 特禀体质与常见疾病

特禀质是先天失常的体质状态，典型症状是生理缺陷、过敏反应。这种体质的形成也与后天的生活方式、社会环境有关。特禀体质的人容易发生下列疾病：①过敏性疾病；②肿瘤。

第二章 补气养血药

气与血是人体内的两大类基本物质，在人体生命活动中占有很重要的地位。气对人体有推动调控、温煦凉润、防御、固摄及中介作用；血对人体有濡养及化神作用。『气主煦之，血主濡之』，气是血液生成和运行的动力，血是气的化生基础和载体，因而有『气为血之帅，血为气之母』的说法，表明两者互根互用，不可分离。气属阳，血属阴，气血相生相依，阴阳两者也是相互依存。气血阴阳保持平衡，则机体健康无病，达到『阴平阳秘，精神乃治』的状态。气血充盛，阴阳平衡，则生命活动得以正常进行，反之，『血气不和，百病乃变化而生』。气盛，血荣，精充则神明，正如《素问·上古天真论》所言：『故能形与神俱，而尽终其天年。』

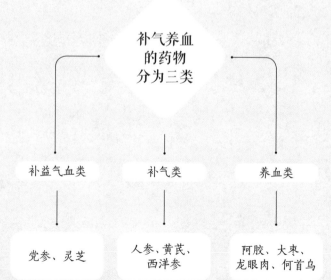

补气养血的药物分为三类

- 补益气血类
- 补气类
- 养血类

补益气血类：党参、灵芝

补气类：人参、黄芪、西洋参

养血类：阿胶、大枣、龙眼肉、何首乌

第一节 补益气血类

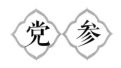

　　党参，桔梗科植物，入药取其干燥的根。党参为多年生草本，有乳汁。党参多生于海拔 1560 ～ 3100 米的山地林边及灌丛中。其产地主要分布于中国西南、西北、华北及东北地区。

　　党参，又名防风党参、黄参、防党参、上党参、狮头参、中灵草、黄党等。党参具有补中益气、生津和胃、健脾益肺等功效，为中国传统的补益药，可以作为人参的替代品。关于党参的功效，《本经逢原》中提到："清肺。上党人参，虽无甘温峻补之功，却有甘平清肺之力，亦不似沙参之性寒专泄肺气也。"

性味归经　味甘，性平。归脾、肺经。

功能主治　具有补中益气，健脾益肺，养血生津的功效。
主治脾肺虚弱，气短心悸，食少便溏，热病伤津，虚喘咳嗽，内热消渴等症。

适用人群　适用于体质虚弱，气血不足，面色萎黄，以及病后、产后体虚者；脾胃气虚，神疲倦怠，四肢乏力，食少便溏，慢性腹泻，肺气不足，咳嗽气促，气虚体弱，易于感冒者；气虚血亏者；慢性肾炎蛋白尿患者；慢性贫血，萎黄病，白血病，血小板减少性紫癜，以及佝偻病患者。因党参功效近似人参，故可在临床上代替人参用于脾虚倦怠，食少便溏及中气下陷，泻利脱肛，以及肺气不足之喘促，肺肾两虚之短气等症。

〖慎用人群〗 气滞、肝火旺盛者不适合服用党参。另外，避免补气太过而生燥邪。实证、热证禁服；正虚邪实证，不宜单独应用。不宜与藜芦同用。

〖食用方法〗
❶ 党参代茶饮，一般党参 10 克切片开水冲泡即可。
❷ 党参也可用于煮粥、煮饭。党参煎水直接煮粥。也可以将党参及其汁液浇在隔水蒸熟的糯米上，适量白糖或者蜂蜜调味即可食用。
❸ 党参泡酒。党参切片，放入黄酒或白酒中，浸泡 1 ~ 2 个月即可饮用。

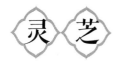

灵　芝

灵芝，多孔菌科真菌植物，入药取其干燥的子实体。全球野生灵芝的品种有 284 个，中国有 114 个。灵芝在中国主要分布在东北、华东、华南、西南等地区。其中东北灵芝种植基地以吉林省蛟河市黄松甸镇和吉林省敦化市黄泥河镇较为集中。此外，欧洲、美洲、非洲、亚洲东部也有灵芝出产，但产量不同。

灵芝素有"仙草""瑞草""还魂草"的美誉，是中国传统的名贵中药材，有多种生理活性和药理作用，具有扶正固本、扶正祛邪等功效。灵芝被《神农本草经》称为上品："赤芝，味苦平，主胸中结，益心气，补中，增慧智，不忘。久食，轻身不老，延年神仙。一名丹芝。黑芝，味咸平，主癃，利水道，益肾气，通九窍，聪察。久食，轻身不老，延年神仙。一名元芝。青芝，味酸平，主明目，补肝气，安精魂，仁恕，久食，轻身不老延年神仙。一名龙芝。白芝，味辛平，主咳逆上气，益肺气，通利口鼻，强志意，勇悍，安魄。久食，轻身不老延年神仙。一名玉芝。黄芝，味甘平，主心腹五邪，益脾气，安神，忠信和乐。久食，轻身不老延年神仙。一名金芝。紫芝，味甘温，主耳聋，利关节，保神，益精气，坚筋骨，好颜色。久服，轻身不老延年。一名木芝。"

性味归经　性平，味甘。归肺、心、脾经。

功能主治　具有益气血，安心神，健脾胃的功效。
用于健脑，消炎，利尿益肾。

适用人群　适用于神经衰弱、精神疲惫、睡眠不良的人群；风湿性关节炎、骨关节劳损所致的伴有疼痛、麻木、无力等症状的人群；冠心病、高血脂、高血压患者；慢性肝炎、脂肪肝患者，糖尿病患者及并发周围血管病变患者；记忆力下降者，免疫功能低下者；各种肿瘤患者及有较大可能性患肿瘤的人群，长期服用可提高自身抵抗力。健康人群可用其防病、防衰、美容。

慎用人群　灵芝并不是一味可长期大量服用的中药，故服用时应控制在每次 2 ～ 3 克，且连续服用 3 个月应该停用 3 个月再继续服用。少部分人在服用灵芝后会出现过敏症状，应当立即停用。另外，实证慎服，低血压患者手术前后及有出血症状者也不宜服用。

<table>
<tr><td>

食用方法

</td><td>

❶ 泡茶水。把灵芝剪成碎块后可以放在茶杯内，用温开水冲泡，后代茶饮用，注意水温不宜过高。一般成人用量5～10克/天，可连续冲泡5次以上。

❷ 灵芝可以用水煎。取灵芝剪碎后，放入锅内，加水煎煮，一般可以煎煮2～3次。将每次所煎煮的液体混合，放入冰箱，然后分次服用，每次可以像烫烧酒一样将灵芝水温热后服用，也可以根据个人体质从冰箱取出即可服用。

❸ 灵芝可以泡酒。将灵芝打粉，装入布袋后剪碎放入白酒瓶中密封浸泡，3天后，待白酒变成棕红色后即可饮用，也有人直接将灵芝切成条状，直接密封浸泡于白酒中。为了调味，可加入冰糖或蜂蜜。

❹ 可以煲汤和炖肉。灵芝洗净剪碎后，可以作配料加入所要煲的汤中即可。用量根据汤汁多少加入。

❺ 炖肉煮。无论猪肉、牛肉、羊肉、鸡肉均可加入灵芝炖煮，按各自的饮食习惯加入调料喝汤吃肉。

</td></tr>
</table>

第二节　补气类

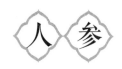

　　人参，五加科植物，入药取其干燥的根和根茎。人参为多年生草本植物，喜阴凉。人参生长于北纬33°～48°之间的针阔混交林或落叶阔叶林下，根据其产地的不同可分为四大类，产于中国的称"人参"，产于朝鲜及韩国的称"高丽参""别直参",产于日本的称"东洋参",产于美国、加拿大的称"西洋参"。目前,东北地区是中国人参的主要产区,其中以长白山及小兴安岭地区所产的人参质量最佳。

人参是闻名遐迩的"东北三宝"之一。其药用精髓最早记载于《神农本草经》:"人参,味甘微寒,主补五脏,安精神,定魂魄,止惊悸,除邪气,明目,开心益智。久服,轻身延年。一名人衔,一名鬼盖。生山谷。"

性味归经　性温平,味甘微苦。归脾、肺、心经。

功能主治　具有大补元气,复脉固脱,补脾益肺,生津,安神的功效。

主治呕吐、腹泻等体液大量丢失后引起的以消化功能、呼吸功能减退为主的疾病。其主要临床表现为口渴、呕吐、脉虚、自汗、腹泻、烦躁、食欲缺乏、咳嗽、腹痛、发热、体倦乏力。

适用人群　适用年老体衰、病后康复期气血亏虚的患者;免疫力低下,反复感冒,面色苍白或萎黄,食欲不振,形体消瘦的患者;易疲劳,活动量较少或运动后长时间疲劳,充分休息后体力不易恢复的患者。

慎用人群　正常剂量下,大多数人对人参都有良好的耐受性,出现的不良反应也很轻微,而且是可逆的。药理研究也表明,长期服用人参对机体无明显的毒副作用,但是人参作为一种药物,有一定的适应证,只有在符合用药标准的前提下合理应用,才能确保安全有效。小儿处于生长发育阶段,在没有相应适应证的情况下,不宜服用人参,误服后除了干扰机体正常的生理功能外,严重的会出现不良反应，甚至导致死亡。凡体质壮实，面色红润，声高气粗，脉象有力者，无论患病与否均不宜用人参。体形虽然消瘦，但精神矍铄、声音洪亮、脉搏有力、舌质红绛者，不宜服用人参。

食用方法

❶ 人参可以泡茶代茶饮。将人参切为薄片，放入杯中，每次1~2克，冲入沸水，可反复冲泡，直至药味消失，然后将人参渣嚼食。

❷ 可以含化和冲服。将人参烘干研末。每次1~2克温开水冲服或吞服，以温开水送下。将人参切为极细薄片，放入口中，噙化后咀嚼咽下。

❸ 人参可以煲汤和煮粥入餐桌。将人参切片后加水炖开，去渣取汁，加大米清水适量，煮为稀粥，另将人参嚼食，或碾碎冲入粥中服下。取人参5~10克，切薄片加适量水炖开，饮汤食参，或与适宜食材一起炖煮煲汤。

❹ 人参浓煎顿服。取大剂量人参，大火急煎，然后顿服。可用于大量失血、剧烈呕吐、腹泻不止、过量出汗等体液大量丢失的情况下急救。（注：人参皂苷对血管具有收缩作用，大量摄入可能导致头痛，需要在中医师的指导下使用。）

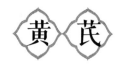

黄芪，豆科植物，入药取其干燥的根。黄芪为多年生草本。黄芪性喜凉爽，耐寒耐旱，怕热怕涝，适于土层深厚、富含腐殖质、透水力强的沙壤土，强盐碱地不宜种植。产地主要分布在中国东北、华北及西北地区，生于林缘、灌丛或疏林下，也可见于山坡草地或草甸中。

黄芪又名红芪、黄耆、绵芪，是最常用的"扶正固本，补中益气"药之一。其药用迄今已有2000多年的历史，有增强机体免疫功能、保肝、利尿、抗衰老、抗应激、降压和较广泛的抗菌作用。

性味归经 味甘，性微温。归肺、脾、肝、肾经。

功能主治 具有补气升阳，固表止汗，利尿消肿，托疮生肌的功效。
主治表虚自汗，气虚衰弱，阳气不足，疮疡破溃，内脏下垂及水肿等症。

适用人群 适用于平时体质虚弱，容易疲劳，常感乏力者；贫血，脱肛，子宫下垂，经常性感冒，身体虚弱或老年人出现水肿，术后或久不愈合的脓肿疮疡患者。

慎用人群 《本草经疏》云："功能实表，有表邪者勿用；能助气，气实者勿用；能内塞，补不足，胸膈气闷，肠胃有积滞者勿用；能补阳，阳盛阴虚者忌之；上焦热盛，下焦虚寒者忌之；病人多怒，肝气不和者勿服；痘疮血分热甚者禁用。"即肝阳太盛（血压高、脉弦硬）者，表实邪盛，气滞湿阻，食积停滞，痈疽初起或溃后热毒尚盛等实证，以及阴虚阳亢者，须慎用黄芪。

食用方法
❶ 酿酒。以大麦芽、黄芪、啤酒花为原辅料制成，发酵酿酒。
❷ 泡茶。黄芪切成薄片，用开水冲泡或煎水取汁后可代茶饮。也可与其他适宜药材一同泡水，尽量咨询中医师，遵

循中医师建议与其他药材一起代茶引用。

❸ 煮粥、煲汤。黄芪洗净切片，可与其他适宜药材一同与粳米炖煮至米烂熟即可，如复方黄芪粥、人参黄芪粥。

❹ 煲汤。也可将黄芪洗净切片，与其他适宜食材一起炖煮。

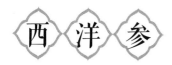

西洋参，五加科植物，入药取其干燥的根。西洋参生长于海拔 1000 米左右的山地，喜散射光和漫射光，适宜生长在森林沙质壤上。原产于加拿大的大魁北克与美国的威斯康星州，加拿大产的称"西洋参"，美国参产的称"花旗参"，中国北京、山东、吉林等地也有种植。

西洋参又名西洋人参、洋参、花旗参、广东人参，具有滋阴补气、宁神益智及清热生津、降火消暑的双重功效。西洋参以补而不燥著称，古语云："西洋参性凉而补，凡欲用人参而不受人参之温者皆可用之。"

性味归经 味苦，性凉。归心、肺、肾经。

功能主治 具有补气养阴，清热生津的功效。
主治肺虚久咳，失血气短，咽干口渴，肝火旺，高血压等症。也可作为某些癌症患者手术治疗、放疗或化疗后的辅助治疗佳品。其对中枢神经平衡有一定作用，且具有一定程度的抗疲劳、抗缺氧等作用。西洋参常与麦冬、天冬、知母、贝母、阿胶等养阴润肺、清热化痰中药同用以增强药效，治疗肺肾阴虚火旺所致的咳嗽痰少或痰中带血等症。

适用人群　适用于外感热病或内伤病久导致气阴两伤所见的烦倦口渴等症的患者；内热消渴、津液亏虚所致口干舌燥等症的患者；肠热津亏所致便血症的患者；高血压、冠心病、心绞痛等患者，尤其是心脏病引起的烦躁、闷热、口渴等症状突出的患者。还可用于癌症患者因放射治疗或化学治疗所致的不良反应，如鼻咽癌患者可用西洋参 3 克，煎服，每日 1 剂，于放射治疗前 2 周开始，直至放射治疗完毕，对防治因放疗所致的咽干、胃口不佳等症状有较好的效果。

慎用人群　感受表邪，湿热未尽者不宜用西洋参。

《本草从新》云："脏寒者服之，即作腹痛，郁火服之，火不透发，及生寒热。"据中医药药理分析研究，凡阳气不足，胃有寒湿者禁忌服用。另外，有面色苍白、脸浮肢肿、畏寒怕冷、心跳缓慢、食欲不振、恶心呕吐、大便溏泄、舌苔白腻等症，以及男子阳痿早泄、精冷、遗精，女子性欲冷漠、痛经闭经，小儿发育不良与老人低体温者均不宜服西洋参，否则会耗伤阳气，有害健康。

用于抗疲劳时不宜长期服用。亚健康状态下的疲劳是人体气血、阴阳相对失衡的表现，需要通过精神调摄、均衡营养、劳逸结合地安排工作和休息时间等多方面综合调节，而不是仅服用西洋参就能解决的问题。

食用方法

❶ 含服。将西洋参隔水蒸煮软化，切薄片。每日早饭前和晚饭后各含服 2 ~ 4 片。

❷ 冲服。将西洋参研成细粉状，每次取参粉 3 ~ 5 克，冲入沸水加盖 5 ~ 10 分钟即可饮用，可反复冲服数次。

❸ 蒸煮。将西洋参切片，每日取 3 ~ 5 克放入容器中，加适

量水浸泡 1 ~ 2 小时，容器加盖后隔水蒸炖约 25 分钟。也可将西洋参研粉，拌入鸡蛋中蒸熟，早饭前服用。

❹ 炖煮。将西洋参切薄片，每次放入约 10 克，与其他食材一起炖煮食用。

❺ 泡酒。取西洋参 30 克置于净器中，用米酒或白酒 500 毫升没过西洋参，密封浸泡 7 日后取食，每日两次，每次空腹饮用 10 ~ 20 毫升，最后可将西洋参取出食用，也可继续泡酒，味淡为止。

第三节　养血类

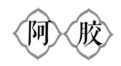

阿胶，马科动物驴的干皮或鲜皮经煎煮、浓缩而制成，因产自山东阿县（今平阴县东阿镇）而得名。自古以来，东阿镇的阿胶产业就极为繁荣，于清朝咸丰年间达到鼎盛，较著名的有树德堂、协裕阿胶庄等工坊生产的阿胶。新中国成立后建成的中国第一家阿胶生产厂——山东福胶阿胶也诞生于东阿镇。

阿胶，又名驴皮胶、盆覆胶，是传统名贵中药。阿胶与人参、鹿茸并称中药"三宝"，乃中华民族医药中的一颗明珠。《神农本草经》将其列为上品，一名傅致胶，主心腹内崩，劳极，洒洒如疟状，腰腹痛，四肢酸疼，女子下血安胎，久服轻身益气。《本草纲目》称之为"圣药"。

性味归经 味甘，性平。归肺、肝、肾经。

功能主治 具有补血滋阴，润燥，止血的功效，且能强筋壮骨并兼有美容、养颜的功效。

主治血虚萎黄，眩晕心悸，肌痿无力，心烦不眠，肺燥咳嗽，痨咳咯血等症。

适用人群 用于治疗妇女相关症候，效果较好。因其内服入肺、肝、肾三经，对阴虚、阳虚、贫血患者疗效甚好。

慎用人群 凡脾胃虚弱，呕吐泄泻，腹胀便溏、咳嗽痰多者慎用；感冒病人不宜服用；孕妇、高血压、糖尿病患者应在医师指导下服用；对本品过敏者禁用，过敏体质者慎用；服用 2 周或服用期间症状无改善，或症状加重，或出现新的严重症状，应立即停用并去医院就诊。如正在使用其他药品，食用阿胶前请咨询医师或药师。服用阿胶时忌油腻食物，且宜饭前服用。

食用方法

❶ 烊化。将阿胶砸成小块，取 3 ~ 9 克放入杯中，用沸水药汁或温粥适量冲开，搅拌，放冷后即可服用。

❷ 阿胶糕。取阿胶 250 克，砸碎置于带盖的容器内，加黄酒 250 毫升，浸泡 24 ~ 48 小时，至胶软化无硬块后，放入锅中，加冰糖翻炒，直至冰糖融化，黄酒挥发。随后根据需要加入适量的核桃仁、大枣、桂圆肉等配料，拌炒均匀后分几次放入黑芝麻（注意控制温度以免炒焦），待完全搅拌均匀后，取出置于模具中放凉切块，置于密闭容器中，储存于阴凉处或冰箱内，每日 1 ~ 2 次，每次 1 ~ 2 块，即食。

❸ 炖煮。将阿胶加适量水炖化，加蜂蜜一匙备用，待其他食材炖煮至熟烂后加入阿胶，小火稍炖即可。

❹ 泡酒。将阿胶 100 克砸成小块置于小坛内，倒入黄酒 500 毫升，将坛置于文火上煮至约 200 毫升，取下放冷，收入瓶中。每日早、晚各 1 次，每次空腹温饮 20 ~ 30 毫升。

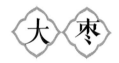

大枣，鼠李科植物，入药取其干燥成熟的果实。大枣为温带作物，适应性强，素有"铁杆庄稼"之称。中国是大枣原产地，在北方地区广泛种植，以山东、山西、河北、新疆、陕北、甘肃为主要产地。

大枣，又名红枣。《诗经》中已有"八月剥枣"的记载。《礼记》上有"枣栗饴蜜以甘之"，并用于菜肴制作。《战国策》中有"北有枣栗之利……足食于民"，指出枣在中国北方的重要作用。《韩非子》还记载了秦国饥荒时用枣栗救民的事。枣作为药用始载于《神农本草经》，历代对其养生疗病的认识不断深化，至今都被视为重要滋补品。

性味归经　味甘，性温。归脾胃经。

功能主治　具有补益脾胃、滋养阴血、养心安神的功效。李时珍在《本草纲目》中说："枣味甘、性温，能补中益气、养血生津"。
主治脾虚弱，食少便溏，气血亏虚，血虚萎黄；妇人脏躁，慢性肝病，胃虚食少，心血管疾病，过敏性紫癜，支气管哮喘，荨麻疹，过敏性湿疹，过敏性血管炎，营养不良，心慌失眠等疾病。

| 适用人群 | 适用于身体虚弱，神经衰弱，脾胃不和，消化不良，劳伤咳嗽，贫血消瘦的人群，也适用于健康人群，进行养肝防癌保健。 |

| 慎用人群 | 小儿疳积和寄生虫病患儿，齿病疼痛、痰湿偏盛、湿热内盛者及腹部胀满、舌苔厚腻者忌食大枣。此外，糖尿病患者不宜多食；而且健康人群也不宜多吃鲜枣，否则易生痰、助热、损齿。 |

| 食用方法 |

❶ 红枣可直接生食，也可蒸熟食用，一般大枣吃 3 ~ 5 枚，小枣吃 5 ~ 7 枚，以提精神、增强身体免疫力。

❷ 红枣可以代茶饮。将红枣切片，炒至金黄后，再加桂圆、冰糖等密封储存，可泡水代茶饮用。

❸ 红枣可煲汤。将红枣、冰糖放入砂锅，加水适量，大火煮开后，改用文火慢炖 20 ~ 30 分钟，稍凉后即可饮用。

❹ 适量红枣可配百合、莲子，加小米煮粥，也可配五谷杂粮煮红枣五谷饭。

❺ 红枣也可泡酒。先将红枣洗净沥干，与冰糖若干置于容器中，倒入白酒，没过大枣与冰糖为宜，密封置于阴凉处。

❻ 可做枣泥。红枣 300 克加水，煮至软烂，稍凉时，剥皮去核，加入黄糖适量煮化收汁。分 3 次加入花生油拌匀。汤汁收干后筛入澄粉适量，放凉后可用于制作各类糕点。

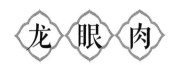 龙眼肉

龙眼肉，无患子科植物，入药取其假种皮。夏、秋季采收成熟果实，干燥，除去壳、核，晒至干爽不黏。龙眼肉品种繁多，在中国大约有300个品种（品系），比较著名的有石硖、楚良等，其产地主要分布于广西、广东、福建和海南等地。

龙眼，又名桂圆肉、亚荔枝等。其始载于《神农本草经》。明代李时珍曰："食品以荔枝为贵，而资益则龙眼为良。龙眼肉味甘、性平，无毒。入心、脾二经。不热不寒，和平可贵，其助心生智也。"

性味归经 味甘，性温。归心、脾经。

功能主治 具有补益心脾，养血安神的功效。
主治气血不足，心悸怔忡，健忘失眠，血虚萎黄等症。

适用人群 适用于病后体虚，血虚萎黄，气血不足，神经衰弱，心悸怔忡，健忘失眠等症的患者。

慎用人群 因龙眼肉性温，故内有痰火及湿滞停饮者忌服。

食用方法
❶ 泡酒。龙眼肉200克，加纯正白酒500毫升，泡1个月，每晚睡前饮15毫升，可消除疲劳，养心安神。
❷ 煮水。龙眼肉20克，加水300毫升煮沸约10分钟，加红糖或白糖适量即可服用。熬夜可加鸡蛋1个，提神醒脑；失眠可加酸枣仁9克；养心补肾可加红枣6枚，黑芝麻15克。

❸ 煮粥。取龙眼肉30克，红枣10颗（去核），粳米100克，加水煮粥（稀饭），加适量红糖，早晚各吃一碗，可补心脾、益气血，提高记忆力；或取龙眼肉20克，莲子（去心）15克，糯米30克，加水煮粥（稀饭）食用，可美容养颜，治体虚贫血。

❹ 炖汤。龙眼肉30克，加入炖好的汤中煮5分钟，可煮出更鲜美的汤。

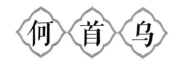

何首乌

何首乌，蓼科植物，入药取其干燥的块根。何首乌为多年生缠绕藤本植物，生于海拔200～3000米的山谷灌丛、山坡林下、沟边石隙。除东北、西北外，何首乌在中国广泛分布，其中江苏省滨海县和广东省德庆县种植的何首乌最为著名。

何首乌，又名多花蓼、紫乌藤、夜交藤、九真藤、首乌、赤首乌。《开宝本草》（宋）曰："本出顺州南河县，今岭外江南诸州皆有。蔓紫，花黄白，叶如薯蓣而不光。生必相对，根大如拳，有赤、白两种，赤者雄，白者雌。"《本草备要》曰："平补肝肾，涩精。苦坚肾，温补肝，甘益血，涩收敛精气。添精益髓，养血祛风，强筋骨，乌髭发，令人有子，为滋补良药。"《本草汇言》曰："何首乌，前人称为补精益血，种嗣延年，又不可尽信其说。"

性味归经 味苦甘涩，性微温。归肝、肾经。

功能主治 具有养血滋阴、润肠通便、截疟、祛风、解毒的功效。其中生首乌味甘、苦、性平，具有解毒消痈、截疟、润肠通便的功效，制首乌味甘、涩、微温，具有补益精血、固肾乌须之功效。《本草纲目》曰："此物气温味苦涩，苦补肾，温补肝，能收敛精气，所以能养血益肝，固精益肾，健筋骨，乌发，为滋补良药，不寒不燥，功在地黄、天门冬诸药之上。气血太和，则风虚、痈肿、瘰疬诸疾可知（除）矣。"

生首乌主治疮痈，瘰疬，风疹瘙痒，久疟体虚，肠燥便秘等症；制首乌主治肝肾两虚，精血不足所致的头晕眼花，肢体麻木，须发早白，腰膝酸软，遗精等症。

| 适用人群 | 适用于肝肾亏虚导致的血虚头晕，须发早白，腰膝酸软，肢体麻木，心悸失眠，梦遗滑精，月经量多，带下不净的患者；高脂血症、高血压、动脉硬化患者；疟疾日久患者；便秘患者；瘰疬结核、风疹瘙痒、遍身疮肿痒痛，以及湿热疮毒、黄水淋漓患者。 |

| 慎用人群 | 何首乌含有一种蒽醌类化合物，具有一定的毒性，过量服用容易对胃肠产生刺激，出现肠鸣、恶心、腹痛、腹泻、呕吐等现象，重者还会损害肝功能，故大便溏泄者不宜服用，以免加重腹泻症状。何首乌甘温滋补作用强，容易阻碍脾胃气机，痰湿较重的人群一般本身脾胃运化功能欠佳，使用何首乌容易加重痰湿症状。何首乌性温滋腻，易郁火于下焦，导致下焦湿热，故火气旺者不宜服用。 |

| 食用方法 | ❶ 何首乌可以单独冲服和含服。将何首乌研成粉，取两勺粉用一勺温水化开，然后用沸水冲泡至透明糊状。何首乌味苦，通常可根据个人口味加糖、蜂蜜等进行调味。含服时切薄片，舌下含化，最后嚼食。 |

❷ 何首乌可以煲汤和煮粥入餐桌。煲汤和煮粥时可切片，可与银耳、枸杞、桂圆、鸡肉、红枣等一起煲汤，也可与粳米一起煮粥。

❸ 代茶饮。取何首乌 10 克切片，沸水冲泡，可以重复冲泡 4 ~ 5 次。

❹ 可以切片泡酒。置于干净密封容器中，取白酒适量密封浸泡，也可以与枸杞、当归、地黄等同泡，将容器贮存于阴凉干燥处，适量饮用。

注：何首乌剂量过大或用药时间过长均可增加肝损伤风险，故不宜长期食用，且应严格控制食用剂量。《中华人民共和国药典》2015 年版规定生首乌剂量每日 3 ~ 6 克，制首乌每日 3 ~ 12 克。保健食品中生何首乌内服用量每日不得超过 1.5 克，制何首乌内服每日不得超过 3 克。应在专业中医师的指导下应用。

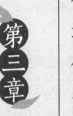

第三章

补益肝肾药

肝肾，分别为男女之先天，在人体生命活动中占有重要地位。『肝者，将军之官，谋略出焉』『肾者，主蛰，封藏之本，精之处也』主藏精，主水，主纳气。肝之疏泄，调畅全身气机，使脏腑经络之气的运行畅通无阻，进而促进精血津液的运行输布，脾胃之气升降、胆汁的分泌排泄，以及情志的舒畅；肝之藏血，贮藏血液，调节全身血量，防止出血。肾之藏精，贮存和封藏肾精，主司机体生长发育、生殖，推动和调控脏腑气化；肾之主水，主司和调节全身水液代谢。人体的生命过程可分为幼年期、青年期、壮年期、老年期几个阶段，每一阶段机体的生长发育或衰退情况，都取决于肾精及肾气的盛衰。虞抟在《医学正传》中提到：『肾气盛则寿延，肾气衰则寿夭。』肝肾之间的关系表现为精血同源、藏泄互用，以及阴阳互滋互制，故曰『肝肾同源』。肝主藏血而肾主藏精，肝主疏泄而肾主封藏，肝为水之子而肾为木之母。

补益肝肾
的药物
分为两类

补阴类

熟地黄、女贞子、枸杞子、黑芝麻、黄精

补阳类

肉苁蓉、淫羊藿、鹿茸、菟丝子、蛤蚧、杜仲、巴戟天、核桃仁

第一节 补阴类

熟 地 黄

地黄，玄参科植物，熟地黄为生地黄的炮制加工品。地黄生长于海拔50～1100米的山坡及路旁荒地等处。中国各地及国外均有栽培。在中国，其产地主要分布于东北、西北、华北地区，以及华东和华中的部分地区。

熟地黄，又名熟地、伏地，是一种上好的中药材，具有补血滋阴功效。通常以酒、砂仁、陈皮为辅料将地黄反复蒸晒，至地黄内外色黑油润，质地柔软黏腻。地黄始见于《神农本草经》，临床使用有鲜、生、熟三种，均有养阴生津之功，而治阴虚津亏诸证。鲜地黄甘苦大寒，滋阴之力虽弱，但长于清热凉血，泻火除烦，多用于血热邪盛，阴虚津亏证；生（干）地黄甘寒质润凉血之力稍逊，但长于养心肾之阴，故血热阴伤及阴虚发热者宜之；熟地黄性味甘温，入肝肾而功专养血滋阴，填精益髓，凡真阴不足，精髓亏虚者，皆可用之。

性味归经 味甘，性微温。归肝、肾经。

功能主治 具有补血养阴，填精益髓的功效。《本草纲目》曰其："填骨髓，长肌肉，生精血。补五脏内伤不足，通血脉，利耳目，黑须发，男子五劳七伤，女子伤中胞漏，经候不调，胎产百病。"主治一切血虚阴亏精少之证，及肝肾阴虚证。

| 适用人群 | 适用于有腰膝酸软，骨蒸潮热，盗汗遗精，内热消渴，血虚萎黄，心悸怔忡，月经不调，崩漏下血，眩晕耳鸣，须发早白等症的患者。因本药性质滋腻，易碍消化，在使用时宜与健胃药和砂仁、陈皮等同用。 |

| 慎用人群 | 熟地黄脾性干裂，适合滋补，凡脾胃虚弱、气滞痰多，脘腹胀满及食少便溏者忌服熟地黄。《本草从新》中也说熟地黄的性格呆滞，脾胃痰多的人或者气郁胸闷的人使用的时候要谨慎。伤寒之病，邪从外入，宜疏散而不宜滋补，故伤寒家不宜用。 |

另外，熟地黄的煎煮及配伍均有禁忌。《雷公炮制药性解》云："采得生地黄，去白皮，磁锅上柳木甑蒸之，摊令气歇，拌酒，再蒸，又出令干，勿令犯铜铁，令人肾消，并白发，男损营，女损卫也。"故熟地黄炮制不可见铜铁，煎煮亦不可用铁锅、铁壶。《本草品汇精要》记载："忌萝卜、葱白、韭白、薤白。"《要药分剂》云："忌莱菔、葱、蒜、诸血。"盖莱菔子降气，三白辛窜走气，影响熟地黄的滋补作用。诸血为血肉有情之品，恐滋腻太过，故宜禁之。

| 食用方法 | ❶ 泡酒。取熟地黄60克，枸杞子30克，白酒1000毫升，将熟地、枸杞子洗净，晾干并切碎，装入纱布袋置于瓷坛内，加入白酒后密封坛口。定期摇动一下以浸泡充分，浸泡20～30天后饮用。药酒喝完后，剩余药渣可再加白酒500毫升，浸泡10～15天即可饮用。每日适量饮用，可以每次10～20毫升，1日可以1～2次，因人而异。
❷ 泡茶。取熟地黄、麦冬各10克，酸枣仁15克，远志5克，研磨成粗末包入纱布中，以适量沸水冲泡20～30分钟，即可饮用。 |

❸ 煲汤。熟地黄可与人参、天冬、大枣、生姜等药材一同加入适宜食材煲汤。

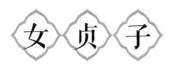

女贞子，木犀科植物，入药取其干燥的成熟果实。女贞子生长于海拔 2900 米以下的疏林或密林中。女贞子喜温暖湿润的气候，其产地主要分布于中国华南、华东、西南及华中各地，在朝鲜南方部和印度部分地区也有分布。

女贞子又名女贞实、冬青子、蜡树、鼠梓子，是一味补肾滋阴、养肝明目的中药，可治肝肾不足、头晕耳鸣、头发早白及两目昏糊等病症。最早记载于《神农本草经》，被列为上品，谓其"味苦平，主补中，安五脏，养精神，除百病"。又有《本草经疏》曰："女贞子，气味俱阴，正入肾除热补精之要品，肾得补，则五脏自安，精神自足，百病去而身肥健矣。"

性味归经 味甘、苦，性凉。归肝、肾经。

功能主治 具有补益肝肾，明目，清虚热的功效。
主治头晕目眩，须发早白，视物昏花，目暗不明，阴虚发热，骨蒸潮热，腰膝酸软，遗精，耳鸣。

适用人群 适用于肝肾阴虚症状明显者，冠心病、高脂血症、高血压、慢性肝炎、动脉粥样硬化、慢性气管炎、更年期综合征、不孕症患者，以及有虚秘症状的老年人。另外，对于糖尿病和肿瘤病人也有一定症状改善。

慎用人群 脾胃虚寒及肾阳不足者禁服，而脾胃虚寒泄泻及阳虚者忌服女贞子。另有《本草经疏》曰："当杂保脾胃药及椒红温暖之类同施，不则恐有腹痛作泄之患"，也阐明脾胃虚寒者需慎用。有感冒发热症状者，儿童孕妇，及患有肾脏疾病、肝脏疾病、高血压，以及心脏病等慢性疾病的患者也需要慎用女贞子。

食用方法

❶ 女贞子可以煮水喝，一般煎煮约 20～30 分钟，过滤后，加入适量蜂蜜调味，即可饮用。女贞子也可与其他适宜药材一起研末，放入纱布袋中，加入开水冲泡 3～5 分钟左右，代茶饮用。

❷ 女贞子可以炖肉或者煮粥。将女贞子单独或者与五味子、桂肉等一起浸泡 2～3 小时，泡好后与肉等食材一同放进锅内，加水适量，小火炖至肉熟汤干，加盐调味即可。女贞子可以与粳米一起煮粥，将女贞子洗净，装入纱布袋中备用，粳米洗净，放入锅中，再放入女贞子药袋，加水煮粥食用。

❸ 泡酒。女贞子 250 克洗净后，放入 500 毫升白酒中浸泡 3～4 周即可。每日适量饮用，每次约 10～20 毫升左右。

枸 杞 子

　　枸杞，茄科植物，入药取其干燥的成熟果实，即枸杞子。枸杞为多年生落叶灌木，在全世界约有 80 余种，其产地主要分布于南北美洲及欧亚大陆。中国的枸杞子约有 7 个种、3 个变种，主要分布在西北和华北的三个地区：一是甘肃的张掖一带，产品称"甘枸杞"；二是宁夏中卫、中宁等地，产品称"西枸杞"；三是天津一带，产品称"津枸杞"。目前，通过人工栽培形成的枸杞林，主要为宁夏枸杞，通称"茨圆"或"红果子"，并以宁夏的枸杞品质为最佳。

枸杞子，又名苟起子、枸杞红实、甜菜子、西枸杞、狗奶子、红青椒、枸蹄子、枸杞果、地骨子、枸茄茄、红耳坠、血枸子、枸地芽子、枸杞豆、血杞子、津枸杞。枸杞子药食同源的历史悠久，是驰名中外的名贵中药材，早在《神农本草经》中就被列为上品，称其为"久服坚筋骨，轻身不老，耐寒暑"，有延衰抗老的功效，又名"却老子"。

性味归经　味甘，性平。归肝、肾经。

功能主治　具有滋补肝肾，益精明目，润肺止咳，延缓衰老的功效。

主治肝肾不足，精血亏虚导致的头目眩晕、视力减退；肝肾阴虚之腰膝酸软、遗精；阴虚消渴等症。

适用人群　适用于体质虚弱、抵抗力差的人群，尤其适宜癌症、高血压、高血脂、动脉硬化、慢性肝炎、脂肪肝患者，及用眼过度者和老年人群。

慎用人群　外邪实热，脾虚有湿及泄泻的人群慎用枸杞子。枸杞有温热之性，故性情太急躁、患有高血压的人群需慎用；枸杞性滋腻，故脾胃虚弱者慎用；正患感冒发烧、脾虚、腹泻、身体有炎症的人群慎用。其副作用有过量食用导致上火、流鼻血，甚至造成眼睛红肿不舒服。

食用方法　❶ 枸杞子代茶饮。取适量枸杞子，用开水冲泡，水温适宜且枸杞子饱满如鲜果时，即可饮用。

❷ 枸杞子可放入汤中与其他食材一起煲汤。一般在汤起锅前

5 ～ 10 分钟加入枸杞子，小火炖煮至汤成。

❸ 枸杞子泡酒。一般取米酒 2000 毫升，泡枸杞子 300 克左右。将枸杞子洗净放入米酒中浸泡 15 ～ 20 天即可，也可以酌情减少用量和减少浸泡时间。每日适量饮用。

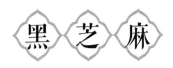

黑芝麻，脂麻科植物，入药取干燥成熟的种子。芝麻由于种子小，根系浅，适宜在微酸至中性（pH 6.5 ～ 7.5）的疏松土壤中种植，最适宜的昼夜平均温度为 20 ～ 24℃。其产地主要分布在中国华东和华南地区，东北、西北地区和云贵高原也有少量分布。黑芝麻的主要性状因生态区不同而有所差异。

黑芝麻，又名胡麻、油麻、巨胜、脂麻、狗虱、小胡麻、芝麻等。黑芝麻是中国广泛种植的油料作物、调味品，同时也是一味具有补益精血、润肠通便作用的中药。《神农本草经》记载其："治伤中，虚羸，补五内，益气力，长肌肉，填髓脑。"《别录》谓其："坚筋骨，疗金创，止痛及伤寒温疟，大吐后虚热羸困，明耳目。"

性味归经　味甘，性平。归肝、肾、大肠经。

功能主治　具有滋补肝肾，益血润肠，通便，通乳的功效。
主治精血不足引起的须发早白、头晕眼花，血虚津亏引起的肠燥便秘等症。

适用人群　适用于肝肾不足所致的眩晕、眼花、视物不清、腰酸腿软、耳鸣耳聋、发枯发落、头发早白的患者；妇女产后乳汁缺乏者；身体虚弱、贫血、高脂血症、高血压病、老年哮喘、肺结核，以及荨麻疹、习惯性便秘的患者；糖尿病、血小板减少性紫癜、慢性神经炎、末梢神经麻痹、痔疮患者。

| 慎用人群 | 患有慢性肠炎、便溏腹泻的人群慎用黑芝麻。男子阳痿、遗精者也要慎用。正常人不宜过量食用黑芝麻，否则易造成内分泌紊乱，引发头皮油腻，导致毛发枯萎、脱落。 |

食用方法

❶ 黑芝麻糊。可购买成品冲服。

❷ 煮粥。可将黑芝麻炒香，直接放入粥中；也可将黑芝麻碾成粉，在水开后与粳米同入锅中，大火煮沸后小火熬煮成粥。

❸ 自制芝麻糕。先将黑芝麻炒香研碎，和入玉米粉、蜂蜜、面粉、蛋液、发酵粉，加水和成面团，以35℃保温发酵1.5～2小时，再上屉蒸20分钟即熟。

❹ 黑芝麻入菜。可将黑芝麻榨成芝麻油，炒菜用；也可以直接在菜起锅时撒入炒香的黑芝麻。

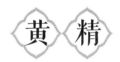

黄精，百合科植物，入药取其干燥的根茎。黄精为多年生草本植物，多生于海拔800～2800米的林下、灌丛或山坡阴处。其产地主要分布于中国的东北、华北、西北地区。朝鲜、蒙古等地也有分布。

黄精，又名鸡头黄精、黄鸡菜、笔管菜、爪子参、老虎姜、鸡爪参、龙衔、兔竹、垂珠、鸡格、米脯、菟竹、鹿竹、救穷等。黄精的药用历史已有2000多年，是中国的传统中药。黄精首见于《雷公炮炙论》，书中记载黄精具有补肾益精、滋阴润燥的作用；《本草纲目》云其："补诸虚，止寒热，填精髓。"《神仙芝草经》记载黄精具有"多年不老，发白更黑，齿落更生"的功效，在古代黄精常被视为"长生不老和延年益寿"的灵药。

| 性味归经 | 味甘，性平。归脾、肺、肾经。 |

| 功能主治 | 具有补气养阴，健脾，润肺，益肾的功效。
主治脾胃气虚，体倦乏力，胃阴不足，口干食少，肺虚燥咳，劳嗽咳血，精血不足，腰膝酸软，须发早白，内热消渴等症。 |

| 适用人群 | 适用于肾虚精亏而致头晕、腰膝酸软、须发早白及消渴等症的患者。也可用于治疗脾胃虚弱、肺虚咳嗽、病后精血不足等病症的患者。 |

| 慎用人群 | 痰湿壅滞，中寒便溏，气滞腹胀者不宜服用。 |

| 食用方法 | ❶ 黄精代茶饮。黄精水煎 10 ~ 20 分钟后，滤出浓汁，每日分 2 ~ 3 次温服，黄精的量可用 10 ~ 15 克/天。可用蜂蜜调味后饮用。
❷ 黄精可用于炖肉。黄精洗净后与鸡肉、猪肉等一起炖煮至烂熟即可食用。
❸ 黄精可以与粳米一起煮粥，作为早餐。
❹ 黄精泡酒。黄精洗净，泡入白酒 1000 毫升中 10 ~ 15 日即可饮用。每日早晚各饮用约 10 ~ 20 毫升。
注意：黄精需去皮，生吃易滑肠。干品黄精一天 30 克左右，鲜品一天 100 克左右。 |

第二节 补阳类

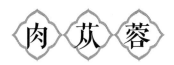

肉苁蓉，列当科植物，入药取其干燥带鳞叶的肉质茎。肉苁蓉为寄生植物，喜生于轻度盐渍化的松软沙地上，一般生长在沙地或半固定沙丘、干涸老河床、湖盆低地等。其产地主要分布于内蒙古、宁夏（阿佐旗）、甘肃（昌马）及新疆（和田）。

肉苁蓉，又名疆芸、寸芸、苁蓉、查干告亚（蒙语）、黑司命、肉松蓉、酒苁蓉。肉苁蓉是一种寄生在沙漠树木梭梭根部的寄生植物，素有"沙漠人参"之美誉，具有极高的药用价值，是中国传统的名贵中药材，也是历代补肾壮阳类处方中使用频度最高的补益药物之一。《本草纲目》中也将肉苁蓉称为肉松容、黑司命。《神农本草经》谓其："上品，久服轻身。"《药性论》谓其："益髓，悦颜色，延年，治女人血崩，壮阳，大补益，主赤白下。"

性味归经 味甘、咸，性温。归肾、大肠经。

功能主治 具有补肾阳，益精血，润肠通便的功效。
主治肾阳虚衰，精血不足之阳痿，遗精，白浊，尿频余沥，腰痛脚弱，耳鸣目花，月经衍期，宫寒不孕，肠燥便秘等症。

适用人群　肉苁蓉有降低血压，抗动脉血管粥样硬化的作用，并且有一定的抗衰老作用，适用于中老年人。肉苁蓉有润肠通便作用，适用于因肠燥便秘、肾气虚弱引起的便秘患者。适用于肾虚骨痿、阳痿不起、性功能衰退的男子，以及月经不调、不孕、四肢不温、腰膝酸痛的女性。另外，也适用于高血压患者。

慎用人群　《本草经疏》："泄泻禁用，肾中有热，强阳易兴而精不固者忌之。"《药品化义》："相火旺，胃肠弱者忌用。"即阴虚火旺及胃弱便溏者，慎用肉苁蓉。《本草蒙筌》："忌经铁器。"《得配本草》："忌铜、铁。火盛便闭、心虚气胀，皆禁用。"即肉苁蓉不能用铁器、铜器等泡水、泡酒，因为这类金属物品会吸收肉苁蓉的营养成分，使肉苁蓉失去它本身的营养价值。未满18周岁的人群及女性月经期间慎用肉苁蓉。

食用方法

❶ 肉苁蓉煮水。肉苁蓉加水文火煎煮10～15分钟，煮好稍凉后即可饮用，可持续加水冲泡1～2次，其中的肉苁蓉可以食用。亦可加适量蔗糖、蜂蜜调味。

❷ 泡酒。取肉苁蓉200克，加入3000毫升纯粮食酿的高度白酒浸泡约15～20天即可饮用，每日适量，以每次10～20毫升为宜。

❸ 炖煮入菜。各种肉类、鱼类、禽类食材均可加入肉苁蓉炖煮。可将肉苁蓉泡软洗净切片，与其他食材一起放入锅中，加入水适量，炖煮1～2小时食用。

❹ 肉苁蓉可以与粳米一起煮粥。一般用肉苁蓉10克，粳米100克，水适量，煮粥食用。

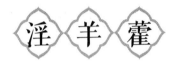

淫羊藿，小檗科植物，入药取其干燥的叶。淫羊藿喜阴凉潮湿的环境，多生长于海拔 650～3500 米的林下、沟边灌丛中或山坡阴湿处。其产地主要分布于中国西北、华北等地区。

淫羊藿，又名短角淫羊藿、仙灵脾、三叉凤等。首载于《神农本草经》，谓其："利小便、益气力、强志。"淫羊藿在补益精气及助阳等方面具有悠久的历史。《本草备要》中也有关于淫羊藿"补命门、益精气、坚筋骨、利小便"的记载。

性味归经　味辛、甘，性温。归肝、肾经。

功能主治　具有补命门、益精气、强筋骨、补肾壮阳的功效。
主治阳痿早泄，小便不禁，女子不孕，腰酸腿痛，四肢麻木，半身不遂，寒湿痹痛，四肢拘挛麻木，神经衰弱，健忘，耳鸣，目眩等症。

适用人群　适用于性功能不佳，尤其是男性阳痿、早泄、勃起不能，以及腰膝酸软或者遗精患者。另外，淫羊藿也用于湿痹偏于寒的人群。

慎用人群　淫羊藿性较燥烈，能伤阴助火，有些人服后会出现头晕、呕吐、口燥、口渴、流鼻血等反应。《本草经疏》记载其："虚阳易举，梦遗不止，溺赤口干，强阳不痿并忌之。"故阴虚火盛、五心烦热、有梦遗精、性欲亢进者慎用；阴虚火旺而相火易动者慎用；相火易动，阳强易举等症忌用。另外，淫羊藿虽有补肾助阳的功效，久服却可影响生育能力。因为阴精不充、真阳不固者，服辛温药物则揠苗助长，适得其反。淫羊藿有益精气，补肾阳的强大功能，若正常人久服，阳旺多欲，纵欲过度则伤阴太过，精气耗散。

食用方法

❶ 淫羊藿可以与牡蛎肉一起煲汤，将淫羊藿和牡蛎肉一起洗净放入锅内，加适量清水，大火煮沸后，小火炖煮 1～2 小时，加盐调味即可食用。

❷ 可以将淫羊藿洗净后泡酒。取淫羊藿 300 克，米酒（或高粱白酒）2500 毫升，浸泡 10 天左右。每日可依据个人体质及所用酒的度数适量饮用。

❸ 淫羊藿可以与粳米一起煮粥。将淫羊藿洗净切片，放入纱布袋中，煎汤取汁，再同 100 克粳米同煮成粥。为适合个人体质，可以在专业中医师的指导下合理配伍其他药材一起煮粥，调节体质更佳。

❹ 淫羊藿炖肉。将淫羊藿洗净切片，装入纱布袋中，肉可以切片或切块同入砂锅中，加水适量，以大火烧沸后，加入生姜片等各种调料，然后小火烧炖 1～2 小时，至肉熟烂，取出药袋即可佐餐食用。

鹿　茸

鹿茸，鹿科动物梅花鹿或马鹿的雄鹿未骨化而带茸毛的幼角。梅花鹿主产于中国东北；马鹿主产于东北及西南地区。

鹿茸，分为花鹿茸和马鹿茸，又名黄毛茸和青毛茸，是一种贵重的中药，用作滋补强壮剂，对虚弱、神经衰弱等有疗效。李时珍在《本草纲目》中称鹿茸

"善于补肾壮阳、生精益血、补髓健骨"，主漏下恶血，寒热，惊痫，益气强志，生齿不老。《药性论》谓其："主补男子腰肾虚冷，脚膝无力，梦交，精溢自出，女人崩中漏血，炙末空心温酒服方寸匕。又主赤白带下，入散用。"

性味归经　味甘、咸，性温。归肝、肾经。

功能主治　具有益肾助阳、生精补髓、强筋健骨、调冲任、托疮毒的功效。

主治肾阳不足，精血虚亏，阳痿早泄，宫寒不孕，头晕耳鸣，腰膝酸软，四肢冷，神疲体倦；肝肾不足，筋骨痿软，或小儿发育不良，囟门不合，行迟齿迟；虚寒性崩漏，带下；溃疡久不愈合等症。

适用人群　适用于40岁以上的中年男性及体质较差的老年人，可补益气血，强心复脉，化瘀生肌，强筋壮骨；适用于阳虚所致畏寒怕冷患者；性功能衰退患者；精血不足、头晕耳鸣、失眠健忘、出虚汗、贫血患者；子宫虚冷、崩漏、带下、产后贫血及宫冷不孕等妇科疾病患者。鹿茸还有极佳的生肌消炎功效，对于身体有溃烂的患者特别适用。

慎用人群　有"五心烦热"等阴虚症状者；小便黄赤，咽喉干燥或干痛，烦渴，有内热症状者；易流鼻血，或女子行经量多，血色鲜红，舌红脉细，有血热症状者；伤风感冒，出现头痛鼻塞、发热畏寒、咳嗽多痰等邪正俱盛者；有高血压病，头晕、走路不稳，脉眩易动怒而肝火旺者，均应慎用鹿茸。属于阴虚体质者，以及患有高血压、冠心病、肝肾疾病、各种发热性疾病、出血性疾病的患者，均不宜服用鹿茸。

食用方法

❶ 鹿茸一般制作成薄片，可直接泡茶饮用，最后嚼食。一般每日1～2片。也可以0.3～0.5克，采用隔日服法。也可与其他具有甜味的滋补药物，如桑椹、桂圆等配伍服用。

❷ 鹿茸可以每次1～2片含于舌下，以利于吸收，增加药效。最后可以嚼食吞下。

❸ 可将鹿茸直接研末冲服。将鹿茸直接烘干研末，或到药店购买现成的鹿茸粉，温开水冲服。也可装入胶囊，每次1～2粒，以白开水送服，注意胶囊置于密闭、通风、阴凉处。

❹ 鹿茸可以与粳米一起煮粥，将鹿茸的薄片直接和粳米加水煎煮即可。也可以直接将鹿茸研末，在清晨或晚上喝粥时，放入少许搅拌均匀食用。每1克鹿茸粉作保健药粥时，可分成2～4次服完。鹿茸切片洗净后可以煲汤，可与鸡肉、山药一起烹饪，加入所需调料，放入炖盅内，加水适量，隔水慢火炖煮2～3小时，趁热服。

❺ 鹿茸泡酒。将鹿茸薄片放入1000～2000毫升白酒中，密闭贮存半月以上即可服用，贮存时需要定期震摇，使其有效成分充分溶出。待浸泡的药酒饮完后，还可继续添加白酒1000毫升左右，再行浸泡饮用，直至药物无味为止。

菟丝子

菟丝子，旋花科植物，入药取其干燥成熟的种子。菟丝子为一年生寄生草本，喜高温、湿润气候。多生长于海拔200～3000米的田边、山坡阳处、路边灌丛或海边沙丘，通常寄生于豆科、菊科、蒺藜科等多种植物上。其产地主要分布于中国东北、西北、西南等地区。另外，自亚洲的中、南、东部，向南经马来西亚，印度尼西亚以至大洋洲也有分布。

菟丝子，又名禅真、豆寄生、豆阎王、黄丝、黄丝藤、鸡血藤、金丝藤、无根草、吐丝子、黄藤子、龙须子、火炎草等。始载于《神农本草经》，被列为上品，"久服明目，轻身延年"。《本草备要》谓其："平补三阴，甘辛和平。凝正阳之气，入足三阴（脾、肝、肾）。强阴益精，温而不燥，不助相火。治五劳七伤，精寒淋沥，口苦燥渴。祛风明目，补卫气，助筋脉，益气力，肥健人。"2015版《中国药典》中记载菟丝子具有滋补肝肾，固精缩尿，安胎，明目，止泻等功效。

| 性味归经 | 味甘，性温。归肝、肾、脾经。 |

| 功能主治 | 具有滋补肝肾、固精缩尿、安胎、明目、止泻的功效。主治肾虚腰痛，阳痿遗精，尿频，宫冷不孕，目暗便溏等肾阴阳虚证。 |

| 适用人群 | 适用于阳痿遗精患者；尿有余沥，以及尿频患者；腰膝酸软，目昏耳鸣患者；肾虚胎漏，胎动不安患者；肾虚而致的不孕不育患者；脾肾虚泻患者；视力下降者及白癜风患者等。 |

| 慎用人群 | 《得配本草》曰："孕妇、血崩、阳强、便结、肾脏有火、阴虚火动，六者禁用。"即孕妇、血崩者、阳强、大便燥结、肾脏有火、阴虚火动此六者应慎用菟丝子。过量服用菟丝子易产生燥热等副作用。 |

| 食用方法 | ❶ 菟丝子可放入日常主食中。将菟丝子炒香之后研磨成粉，加入面粉、香葱、食盐、鸡精等，清水和面，做成饼状， |

在锅中煎熟即可食用，一般两面均可煎成金黄色。也可以与粥一起煮食，一般用鲜菟丝子捣烂，煎水取汁，加入粳米煮粥。可加入适量白糖或者蜂蜜调味。

❷ 菟丝子可以放入菜品中。煲汤食用，适量菟丝子洗净放入布袋，与排骨一起，加入其他调味料，大火烧开，小火炖1～2小时。菟丝子炒香后或切碎，或研粉，或直接与其他适宜食材同炒食用，如菟丝子煎蛋。

❸ 菟丝子可以代茶饮。菟丝子5～10克洗净，沸水冲泡，可以适当加入红糖或者蜂蜜调味。

❹ 可用适量菟丝子，放入500～1000毫升酒，白酒、米酒、黄酒皆可。浸泡7～10日后可直接饮用。

❺ 可以单独将菟丝子研末冲服。每次约10～15克，温水冲调即可。也可在中医师的专业指导下与其他中药材配伍研末冲服。

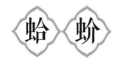

蛤蚧，壁虎科动物，入药取其干燥体。蛤蚧多栖息于山岩或荒野的岩石缝隙、石洞或树洞内，生活于树林、开阔地、山区、荒漠及房屋内。多夜间活动，主食昆虫。其产地主要分布于西起孟加拉，向东到中南半岛各国，南到印度尼西亚，菲律宾等地。蛤蚧在中国主要分布于西南、华南及台湾地区。蛤蚧在广西主要生活于亚热带石灰岩构成的石山中，山上有矮小树木并有供其饮水的水源，年平均气温在20℃以上。蛤蚧在云南的栖息环境有三种类型：一为树洞中，二为房舍环境，三为喀斯特地貌石山裂隙中（河口）。三种环境的共同特点是四周多农田。

蛤蚧，又名大壁虎、多格、哈蟹、蛤蚧蛇、仙蟾、蛤解、蚧蛇等，台湾称其为大守宫。蛤蚧是一种药用价值很高的传统中药，临床疗效较好。《本草纲目》谓其："补肺气，益精血，定喘止，疗肺痈消渴，助阳道。"蛤蚧在古代多用于补肺益肾、纳气定喘、助阳益精等，现代多用于调节免疫、平喘、抗炎及抗衰老，临床应用广泛，疗效确切。

性味归经　味咸，性平。归肺、肾经。

功能主治　具有补肺益肾，纳气定喘，助阳益精的功效，既能增强机体活动能力，补充身体的亏损，又能增强人体抗病能力，驱散致病因素。

主治肺肾两虚，气喘咳嗽，虚劳咳嗽，咯血，肾虚阳痿，遗精，小便频数，消渴等症。临床上，蛤蚧常与贝母、紫菀、杏仁等配伍同用，治疗虚劳咳嗽。

适用人群　适用于肺虚咳嗽，肾虚作喘及肾阳亏虚的患者；元气亏虚引起的有阳痿、遗精等症状的患者；也适用于健康人用于强身健体，防病治病。

慎用人群　《本草经疏》曰："咳嗽由风寒外邪者不宜用。"《得配本草》则说："阴虚火动，风邪喘，二者禁用。"即湿热型咳嗽者及外感风寒、阴虚火旺者应慎用蛤蚧。另外，大叶性肺炎也需慎用蛤蚧，并且因其具有一定毒性故不宜长期服用。

食用方法　❶ 蛤蚧泡酒。取蛤蚧1对，去头足及鳞，切成小块，置于瓶中，加入黄酒浸泡7～10日，每日取适量饮用。

❷ 蛤蚧煮粥。将糯米淘洗干净，放入锅内，加入清水适量，

用旺火烧沸后，转用中火慢慢熬煮，至米熟烂。将蛤蚧粉撒入锅内同时搅拌，5～10分钟后即可食用。

❸ 蛤蚧煲汤。将蛤蚧洗净，放入瓦锅内，加清水适量，武火煮沸后，文火煮2小时，调味即可。

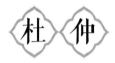

杜仲，杜仲科植物，入药取其干燥的树皮。杜仲是中国的特有品种，主要分布于中国西北、西南、华中及华东地区，现各地广泛栽种。

杜仲又名思仙、思仲、石思仙、丝连皮、丝楝树皮、扯丝皮、丝棉皮、玉丝皮、扯丝片。杜仲有补益肝肾、强筋壮骨、调理冲任、固经安胎的功效，可治疗肾阳虚引起的腰腿痛或酸软无力，肝气虚引起的胞胎不固，阴囊湿痒等症。在《神农本草经》中被列为上品，谓其："主治腰膝痛，补中，益精气，坚筋骨，除阴下痒湿，小便余沥。久服，轻身耐老。"

性味归经 味甘，性温。归肝、肾经。

功能主治 能补肝肾，强筋骨，治腰背酸疼，足膝痿弱，小便余沥，阴下湿痒；有调节血压及安胎的功效。杜仲能兴奋垂体－肾上腺皮质系统，增强肾上腺皮质功能，杜仲对免疫系统、内分泌系统、中枢神经系统、循环系统和泌尿系统都有不同程度的调节作用。
主治腰膝痛，胞胎不固，阴囊湿痒等症。

适用人群 适用于中老年人肾气不足，腰膝疼痛，腿脚软弱无力及小便余沥患者；妇女体质虚弱，肾气不固，胎漏欲堕及习惯性流产患者；小儿麻痹后遗症，小儿行走过迟，两下肢无力患者；高血压患者。

| 慎用人群 | 阴虚火旺者慎服杜仲。《本草经集注》曰："恶蛇皮、元参。"《本草经疏》曰："肾虚火炽者不宜用。即用当与黄柏、知母同入。"《得配本草》曰："内热。精血燥二者禁用。" |

食用方法

❶ 杜仲可以入菜品。用杜仲煎煮的浓汁爆炒猪肾、羊腰、蹄筋等，不影响其他调料使用。也可用杜仲炖兔肉、排骨、猪肚、乌鸡等，一般大火煮沸后，小火炖熟即可。

❷ 杜仲可以用来煮粥。用杜仲煎煮的浓汁与粳米或薏米等煲至米烂粥成即可。

❸ 杜仲泡酒。将杜仲装入纱布袋内，放入装有米酒的容器内浸泡，5～10日即可过滤饮用。

❹ 杜仲代茶饮。取杜仲5～15克，85℃左右开水冲泡5～10分钟后即可饮用，以500毫升水为宜。

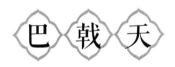

巴 戟 天

巴戟天，茜草科植物，入药取其干燥的根。全年均可采挖，洗净，除去须根及芦头，晒至六七成干，轻轻捶扁，再晒干。巴戟天多生长于山谷溪边、山地疏林下，其产地主要分布于中国华南地区。

性味归经 味甘、辛，性微温。归肾、肝经。

功能主治	有补肾阳，强筋骨，祛风湿的功效。 主治月经不调，宫冷不孕，少腹冷痛，阳痿遗精，筋骨痿软。
适用人群	适用于有阳痿遗精，宫冷不孕，月经不调，少腹冷痛，风湿痹痛，筋骨痿软等症状的患者。
慎用人群	阴虚火旺者忌服。
食用方法	❶ 泡酒。取等量的巴戟天和淮牛膝，用约10倍量的白酒浸泡。每日取适量饮用，以每次10~20毫升为宜。 ❷ 巴戟天入菜。可用巴戟天炖鸡，将鸡清洗干净，切块，加水及适量巴戟天一同煨炖，以姜、花椒、盐等调味，炖煮至鸡肉烂熟后即可食用。也可以用此法炖排骨巴戟天汤。

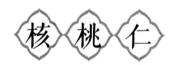

核 桃 仁

　　核桃，胡桃科植物，入药取胡桃干燥成熟的种子，即核桃仁。胡桃树喜凉爽、干燥气候，喜光，怕湿热、涝、盐碱，寿命长达200~300年，种植环境以阳光充足、土层深厚且疏松肥沃、排水良好的中性砂质土壤为宜。胡桃树多生长于海拔400~1800米的山坡及丘陵地带，常见于山区河谷两旁土层深厚的地方。其产地主要分布于中亚、西亚、南亚和欧洲。中国华北、西北、西南、华中、华南和华东地区均有分布。

　　核桃仁，又名胡桃仁、胡桃肉、羌桃、合桃、万岁子、长寿果、益智果、美容果等。《食疗本草》曰："胡桃，除去风，润脂肉，令人能食。不得多食之，计日月，渐渐服食。通经络气，（润）血脉，黑人鬓发、毛落再生也。"因其营养丰富，有补肾、温肺、润肠之功，又有强身健脑、驻颜延年之用，被历代医家和养生学家视为益寿精品。其性甘温，生熟皆可食，既是营养滋补食品，又是延年益寿的良药。

性味归经 味甘，性温。归肾、肺、大肠经。

功能主治 具有补肾固精，敛肺定喘，镇咳的功效。
主治肾阳虚衰，腰痛脚弱，小便频数；肺肾不足，虚寒喘咳，肺虚久咳、气喘；肠燥便秘等症。

适用人群 适用于患有心脑血管疾病，糖尿病，便秘和肠癌患者，慢性气管炎和哮喘病患者，脑力工作疲劳者，处于生长发育期的儿童和老年人群。

慎用人群 腹泻、阴虚火旺的人群，痰热咳嗽、素有内热盛及痰湿重的人群，均应慎用核桃仁。核桃含脂肪较多，忌食用过量，易引起消化不良，且过多摄入脂肪会导致肥胖，故高血压、肥胖人群慎用。

食用方法
❶ 直接食用。每天坚持吃 1 ~ 2 个核桃仁。
❷ 核桃糊。核桃磨成粉，用开水冲泡成糊，或者核桃去壳后加水榨汁。
❸ 核桃仁可以和米一起煮粥。大米洗净入锅煮开后，下核桃仁，煮 8 ~ 10 分钟即可。

第四章

健脾益胃药

在中医学理论中，脾胃为后天之本，气血生化之源，为气机升降之枢纽，体现了脾胃在人体中有不可替代的重要作用。『盖胃为水谷之海，饮食入胃，而精气先输脾归肺，上行春夏之令，以滋养周身，为传化糟粕，转味而出，乃浊阴为地者也。』（《脾胃论》）。脾胃属土，位居中焦，胃主受纳腐熟，脾主运化升清，二者纳运相合，燥湿相济，运化水谷精微，化生营卫气血，五脏六腑、四肢百骸皆赖以奉养。脾胃和，则五脏安，是故中医学强调『脾胃为后天之本』『以后天养先天』的重要性。历代医家认为『百病皆由脾胃衰而生也』，非常重视脾胃运化水谷、化生气血的功用。

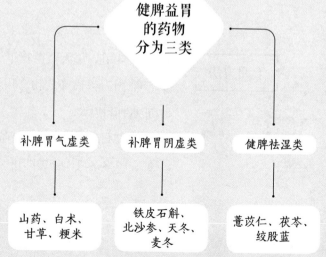

健脾益胃的药物分为三类

补脾胃气虚类 —— 山药、白术、甘草、粳米

补脾胃阴虚类 —— 铁皮石斛、北沙参、天冬、麦冬

健脾祛湿类 —— 薏苡仁、茯苓、绞股蓝

第一节　补脾胃气虚类

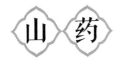

山药，薯蓣科植物，入药取其干燥的根茎。其生长适应性强，产地主要分布在华南、华北及华中地区。作为药食两用的中药材，受区域气候特征、地质特点、生长习性等因素的影响，山药具有不同的产地特征。其道地产区位于河南温县、武陟、沁阳等地，称为"怀山药"。

山药，又名怀山药、山蓣、麻山药、薯蓣、土薯、山薯蓣等。山药既是一味重要的中药，又是一种常见的蔬菜，有较高的营养价值、药用价值和经济价值，是一种药食同源的经济植物。中国自夏、商起始种植山药，明清以来逐渐将其应用为药材。《神农本草经》《本草纲目》中均将山药列为上品，说它有补中益气，强筋健脾等滋补功效。

性味归经　性平，味甘，无毒。归脾、肺、肾经。

功能主治　有益气养阴，补脾肺肾，固精止遗的功效。
主治脾虚食少，久泻不止，肺虚喘咳，肾虚遗精，带下，尿频，虚热消渴等症。

适用人群　一般人群均可食用。糖尿病患者常服可降糖。消化不良、脾胃虚弱、腹胀、食少体倦、长期腹泻、胃溃疡患者；免疫力低下、易患感冒者；肾亏遗精、妇女白带增多、小便频数患者；肺虚久咳者皆可长期食用。

慎用人群

山药养阴助湿，又有收涩作用，所以湿盛中满或患有消化不良，或患感冒者、大便干燥者，不宜食用。另外，有实邪者也不宜食用。

食用方法

❶ 煮粥。山药去皮，切成小块，和糯米、杂粮一起熬粥。也可根据需要，加入红枣、薏苡仁等同煮。

❷ 可以煲山药排骨汤、山药鸡汤。鲜山药切段，也可以直接选用山药饮片，配鸡肉或排骨，小火炖汤，可适量加入枸杞、生姜等其他调味品。

❸ 鲜山药可切片入菜，与木耳、胡萝卜等同炒。

❹ 山药糕。将鲜山药蒸熟后，直接淋上酱汁即可食用；或裹粉炸；或捣碎成泥，与红豆，或紫薯、玉米等混匀，蒸成山药糕。

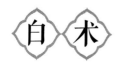

白术，菊科植物，入药取其干燥的根茎。其产地主要分布于华东、华中及西南地区。白术在霜降至冬至的时候采收，主要有生白术、土炒白术、麸炒白术、蜜炙炒白术、米泔水制白术、焦白术、蒸白术等炮制品。白术是全国药用量及出口量都相当大的药材。其药材以个大、质坚实、断面色黄白、香气浓者为佳。

白术，又名桴蓟，于术，冬白术，杨桴，吴术，山蓟，杨枹蓟，山芥等。《神农本草经》谓其曰："术，味苦温，治风寒湿痹，死肌、痉、疸，止汗，除热，消食，作煎饵。久服轻身，延年，不饥。一名山蓟，生山谷。"

性味归经 ▶ 性温，味苦、甘。归脾、胃经。

功能主治 ▶ 有健脾益气，燥湿利水，止汗，安胎的功效。
主治脾虚食少，腹胀泄泻，痰饮眩悸，水肿，自汗，胎动不安。

适用人群 ▶ 胃气虚，不思饮食，倦怠无力，慢性腹泻，消化吸收功能低下者；自汗易汗，以及小儿流涎者。

慎用人群 ▶ 因其性温，故阴虚燥渴，气滞胀闷者忌服。胃胀腹胀，气滞饱闷者忌食。

食用方法 ▶ ❶ 白术可以洗净切片煮粥或煲汤。煎煮白术取汁备用，加入煮好的粳米粥中搅拌均匀，可根据个人口味加糖或者蜂蜜调味。也可以与其他中药一起装入纱布袋中，同肉类等食材同煮至熟即可。

❷ 泡茶。将白术和其他适宜药材一同加水煎煮，取汁后代茶饮。

❸ 白术糕。将白术与其他适宜药材一起磨粉，混入面粉中，制作糕点。

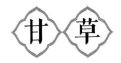

甘草，豆科植物，入药取其干燥的根和根茎。甘草为多年生草本，适应性强，多生长在干旱、半干旱的沙土、沙漠边缘和黄土丘陵地带。其产地主要分布于新疆、内蒙古、宁夏、甘肃等地。

　　甘草，别名国老、甜草、甜根子等。甘草是一种补益中草药，《神农本草经》称其为药之上乘。南朝医学家陶弘景将甘草尊为"国老"，并言："此草最为众药之王，经方少有不用者。"

性味归经　　味甘，性平。归心、肺、脾、胃经。

功能主治　　具有补脾益气，清热解毒，祛痰止咳，缓急止痛，调和诸药的功效。

　　主治脾胃虚弱，倦怠乏力，心悸气短，咳嗽痰多，脘腹、四肢挛急疼痛，痈肿疮毒等症，能缓解药物毒性、烈性。

适用人群　　适用于胃溃疡患者、十二指肠溃疡患者、神经衰弱患者、支气管哮喘患者、血栓静脉炎患者。

慎用人群　　甘草不宜与京大戟、芫花、甘遂、海藻同用。久服大剂量甘草，可引起浮肿。

　　有关研究发现，过量服用甘草制剂有损性功能，每天服用28克甘草，可导致男性的性欲降低和其他形式的性无能，停药4天后可恢复。甘草还可抑制皮质醇的转化，从而导致血压上升和低钾血症。因此，对于有性功能减退、高血压及浮肿的患者，不宜使用甘草。

食用方法　　单味服用。每日开水泡3～5克生甘草服用，可清热止咳。

　　注意：甘草每日用量不宜过大，大量或长期服用可能引起体内水钠潴留，引起高血压。

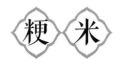

粳米，禾本科植物，粳稻的种仁。粳稻的种植历史悠久，是中国饮食文化的特产之一。米粒一般呈椭圆形或圆形，米粒丰满肥厚，颜色蜡白，呈透明或半透明，质地硬而有韧性，煮后黏性、油性均大，柔软可口，主要产于中国东北地区。常见的东北大米、珍珠米、江苏圆米都属于粳米。

粳米，又名大米、精米、硬米、白米、肥仔米等。其味甘淡，其性平和，每日食用，是滋补之物。唐代医药学家孙思邈在《千金方·食治》中强调："粳米能养胃气、长肌肉。"《食鉴本草》中也认为，粳米有补脾胃、养五脏、壮气力的良好功效。

性味归经	味甘，性平。入脾、胃经。

功能主治	具有补中益气，健脾和胃，除烦渴，止泻痢的功效。 主治脾胃气虚，食少纳呆，倦怠乏力，心烦口渴，泻下痢疾等症。

适用人群	适用于一切体虚、高热、久病初愈、产后妇女、老年人、婴幼儿等消化力减弱者，煮成稀粥调养食用。用粳米煮米粥时，浮在锅面上的浓稠液体（俗称米汤、粥油），具有补虚的功效，对于病后、产后体弱的人有辅助疗效。

慎用人群	糖尿病、干燥综合征、更年期综合征、痈肿疔疮、热毒炽盛者不宜食用粳米，否则易伤阴助火。

食用方法

❶ 煮粥。取粳米 30～60 克洗净，加水适量，熬煮成稀粥，
早晨食用。也可搭配其他时令蔬菜、中药，如食欲不振可
加香菇，气阴不足可加麦冬，泄泻痢疾可加马齿苋等，适
量加水，文火煎成粥。

❷ 将粳米洗净，加入适量的水煮成米饭作为主食。

❸ 粳米竹沥饮。粳米 100 克，炒香，加水适量研磨成浆，每
次用一半，兑入竹沥 2 匙服用。用于胃热口渴、烦闷。

❹ 煮饭。将粳米洗净，加入适量的水煮成米饭作为主食。

注意：制作米粥时千万不要放碱，碱会破坏米中的维生素 B_1，
会导致维生素 B_1 缺乏，出现"脚气病"。

第二节　补脾胃阴虚类

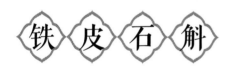

铁皮石斛，兰科植物，入药取其干燥的茎。铁皮石斛为多年生附生草本，多
生长在海拔约 1000 米的山地半阴湿岩石上，喜温暖湿润气候和半阴半阳环境，
需与真菌共生才能发芽生长。由于生长环境特殊，野生铁皮石斛产量极为稀少，
其产地主要分布于东亚、东南亚及澳大利亚等。中国华东、华南及西南地区均有
种植，尤其以广南所种的铁皮石斛质量最佳。

铁皮石斛又名黑节草、云南铁皮、铁皮斗、铁吊兰等。其作为"九大仙草"
之首，在中国的药用历史已有 2000 多年，首载于《神农本草经》，被列为上品，
有益胃生津，滋阴降火的功效。铁皮石斛为以茎入药，性状通常有两种：一是将

药材的茎切成段干燥或低温烘干，习称"铁皮石斛"；二是将药材茎段边加热边扭成螺旋状或弹簧状后烘干，习称"铁皮枫斗"或"耳环石斛"。市场上也有鲜品枝条出售。

| 性味归经 | 性微寒，味甘，归胃、肾经。

功能主治

有益胃生津，滋阴降火的功效。

主治热病津伤，口干烦渴，胃阴不足，食少干呕，病后虚热不退，阴虚火旺，骨蒸痨热，目暗不明，筋骨痿软等症。

适用人群

适用于健康人群日常滋阴保健、轻身延年；中医诊断为阴虚体弱患者；压力过大、工作过劳、熬夜加班导致的亚健康患者；长期饮酒、吸烟导致的肝肺受损患者；生活不规律导致的胃肠羸弱患者；传染性肺炎、流感引发的呼吸道急症患者；上火引起的咽喉疼痛患者；体液循环不佳引起的便秘、痤疮、口干舌燥患者；糖尿病患者；高血压、高血脂患者；还可用于女性美容滋养皮肤。

慎用人群

铁皮石斛性属清润，清中有补，补中有清，故最宜虚而有热者。凡虚而无火或实热症、舌苔厚腻、腹胀者均忌服；本品能敛邪气，使邪不外达，故温热病不宜早用，如感冒初期；本品又能助湿邪，若湿温尚未化燥者忌服。

食用方法

❶ 新鲜铁皮石斛可以直接食用。新鲜铁皮石斛洗净，可以直接嚼食；或捣烂用温开水吞服。一般每天服用 10 ～ 20 克，早、晚空腹服。干铁皮石斛可以研末冲服，每天服用 1 克左右，可加入开水、牛奶、豆浆和各种煲好的汤中服用；同时可以根据不同体质咨询中医师，配以西洋参、珍

珠粉、灵芝粉、花粉、蜂蜜等一起服用。

❷ 新鲜铁皮石斛也可以榨汁。取 10 克左右新鲜铁皮石斛，先用冷水浸泡洗净，去衣，切成短条备用。榨汁过程分两次完成：第一次加 100 毫升左右的水，与铁皮石斛鲜条榨汁（可加几块食用冰块）30 秒后，再加入 600 毫升左右的水，继续榨汁 1 ~ 2 分钟即可，过滤饮用。

❸ 铁皮石斛代茶饮。可水煎，新鲜铁皮石斛洗净去衣拍碎，加水入锅文火煎煮一个小时左右，连渣早晚服用；也可直接用开水多次冲泡饮用，最后连渣嚼服。

❹ 铁皮石斛可以入菜。将鲜铁皮石斛洗净去衣切碎或敲扁后，可一同煲鸡、煲鸭、煲骨、煲鱼。

❺ 可自制石斛膏。洗净去衣拍碎，加水煎，连煎两次，弃渣后用小火浓缩，再加冰糖或蜂蜜，继续熬制成膏状饮用。

❻ 铁皮石斛泡酒。洗净去衣切碎，单味或和其他中药一起，浸泡在白酒中 3 ~ 4 个月即可适量饮用。

北沙参，伞形科植物，入药取其干燥的根。北沙参为多年生草本植物，其产地主要分布于中国的东北、华北、东南地区，台湾也有分布。据曹炳章在《增订伪药条辨》中"按北沙参，山东日照、莱阳、海阳各县俱出"记载，表明山东自古就是北沙参的重要产地，且质量为上乘。

北沙参，又名莱阳参、海沙参、银沙参、辽沙参、苏条参、条参、北条参等。北沙参为中国的传统中药，《本草从新》记载其："专补肺阴，清肺火，治久咳肺痿。"而《饮片新参》记载："北沙参养肺胃阴，治劳咳痰血。"

| 性味归经 | 味甘、微苦，性寒。归肺、胃经。 |

| 功能主治 | 具有养阴清肺，益胃生津的功效。
主治燥伤肺阴之干咳痰少，咽干鼻燥，肺痨阴虚之久咳嗽血，热伤胃阴之口渴舌干，食欲不振等症。 |

| 适用人群 | 北沙参既善养肺阴，又能清肺热，是典型的清补药物，故适用于肺热燥咳，痨嗽痰血的患者，其兼入胃经，善于滋胃阴，可用于胃阴不足、口燥咽干的患者。 |

| 慎用人群 | 风寒作嗽及肺胃虚寒者忌服。不宜与藜芦同用。 |

| 食用方法 | ❶ 北沙参可以和绿茶一起开水冲泡，代茶饮。
❷ 北沙参可放入粳米粥中一同煮，可用冰糖、蜂蜜调味。
❸ 北沙参可以入菜品。用北沙参来炖鸡鸭或排骨等肉类，一般炖煮时间以肉类熟烂为宜。北沙参可以做凉拌菜。 |

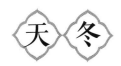

天　冬

天冬，百合科植物，入药取其干燥的块茎。天冬分布于中国华东、中南、河北、河南、陕西、山西、甘肃、四川、台湾、贵州等地区和省份，多生长于山野林缘阴湿地、丘陵地灌木丛中或山坡草丛。

天冬别名天门冬、三百棒、武竹、丝冬、老虎尾巴根、天冬草、明天冬，具有很高的药用价值。天冬一般在秋、冬季采挖，洗净，除去须根，置沸水中煮或蒸至透心，趁热除去外皮，洗净，晒干备用。

性味归经　味甘、苦，性寒。入肺、肾经。

功能主治　具有滋阴润燥，清肺降火的功效。
主治阴虚发热，咳嗽吐血，消渴症，便秘，小便不利，以及咽喉肿痛。

适用人群　适用于有燥热咳嗽，阴虚劳嗽，热病伤阴，内热消渴，肠燥便秘，咽喉肿痛等症状的患者。

慎用人群　虚寒泄泻及风寒咳嗽者禁服。

食用方法　内服：煎汤，6～15克；熬膏，或入丸、散；外用：适量，鲜品捣敷或捣烂绞汁涂。

❶ 天冬酒。取天冬40克，高粱酒500毫升。将天冬用竹刀剖去心，之后与水同入砂锅进行煎煮。待煎煮约40分钟后，去渣取液，兑入高粱酒中，装瓶密封一段时间后即可服用。取用此酒时每次10～30毫升，每日1次，以午后服用为宜。不过对于阳虚阴盛、脾胃虚寒见有食少便溏症状者，则不宜饮用。

❷ 天冬膏。准备天冬100克，阿胶、杏仁、川贝母、茯苓各50克。将所有材料放入砂锅之中，加水煎取浓汁，加入约等量的炼蜜搅匀，煮沸后即可。食用时每次吃1匙。此法可养阴润燥、清火，滋阴止血，化痰止咳，茯苓滋养益脾，可用于有阴虚肺燥、咳嗽咯血症状者。

❸ 天冬粥。取用天冬 15 克，粳米 100 克，冰糖适量。将天冬煎水取汁，然后入粳米煮粥，待粥快熟时加入冰糖煮至粥熟即可食用。本方主要在于清火润燥、益胃气、润肺益胃，可用于有阴虚肺燥、咳嗽咽干、燥热便秘等症者。

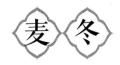

麦冬，百合科植物，入药取其干燥的块根。麦冬为多年生常绿草本植物，多生于海拔 2000 米以下的山坡草丛阴湿处、林下或溪旁。麦冬原产于中国，其产地主要分布于中国西部、南部及东部地区。日本、越南、印度也有种植。

麦冬，又名麦门冬、沿阶草等。麦冬始载于《神农本草经》，被列为养阴润肺的上品，言其"久服轻身，不老不饥"，是中国传统的常用抗衰老中药之一。同时，麦冬也具有一定的绿化观赏价值。

性味归经 味甘、微苦，性微寒。归心、肺、胃经。

功能主治 具有养阴润肺，益胃生津，清心除烦的功效。
主治热病伤津，虚劳烦热，咽干口燥，肺燥干咳，肺痨咯血，肺痈，肺痿，消渴，肠燥便结等症。

适用人群 适用于治疗冠心病，萎缩性胃炎，肺燥干咳患者。

慎用人群 脾胃虚寒泄泻，胃有痰饮、湿浊及暴感风寒、咳嗽者均忌服。

<table>
<tr><td rowspan="5">

食用方法
</td><td>

❶ 炒菜。麦冬洗净于水中煮熟剁成碎末，与其他适宜药材食材同炒。
</td></tr>
<tr><td>

❷ 饮料。取麦冬 50 克，牛奶 200 克，白糖 30 克，麦冬洗净，入锅，加水 500 毫升，大火煮沸后转文火煎 20 分钟，用纱布滤去麦冬不用。将牛奶烧沸，同麦冬药液混匀，加入白糖烧沸即成。每日分 2 次服。
</td></tr>
<tr><td>

❸ 炖汤。麦冬及其他适宜药材洗净用纱布包好备用，将适宜食材煮熟后放入药材包，再将调料入煲，用文火炖 30 分钟即可食用。
</td></tr>
<tr><td>

❹ 煮粥。麦冬及其他适宜药材同煎，去渣取汁，与大米煮粥。每日分 2 次服食。
</td></tr>
<tr><td>

❺ 煮水。麦冬 15 克，水煎服。
</td></tr>
</table>

第三节　健脾祛湿类

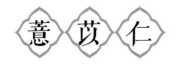

薏苡仁

薏苡仁，为禾本科植物薏苡的干燥成熟种仁。秋季果实成熟时采割植株，晒干，打下果实，再次晾晒，去除外壳、黄褐色种皮和杂质，收集种仁。薏苡仁的产地主要分布于中国华东、华北地区及东北辽宁。

薏苡仁又名薏米、米仁、六谷、川谷、菩提子等。《本草经疏》谓其曰："性燥能除湿，味甘能入脾补脾，兼淡能渗湿，故主筋急拘挛不可屈伸及风湿痹，除筋骨邪气不仁，利肠胃，消水肿令人能食。"

| 性味归经 | 味甘、淡，性凉。归脾、胃、肺、肾经。 |

| 功能主治 | 具有利水渗湿，健脾止泻，除痹，排脓，解毒散结，祛湿、利尿、减肥的功效。
主治水肿，小便不利，脾虚泄泻，湿痹拘挛，脚气等症。 |

| 适用人群 | 适用于水肿，脚气，小便不利，脾虚泄泻，湿痹拘挛，肺痈，肠痈，赘疣，癌肿的患者。 |

| 慎用人群 | 孕妇慎用。 |

| 食用方法 | ❶ 薏苡仁煮粥。薏苡仁可以和糯米或者其他杂粮一起煮粥作为早餐，可适量加入冰糖或者蜂蜜调味。薏苡仁也可与红小豆、山药、梨、冰糖一起煲汤。
❷ 研末冲服。将薏苡仁研成细粉，可取少量加入热的鲜牛奶中，搅拌匀后，配合早餐进食，也可美白肌肤。 |

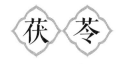

茯苓，多孔菌科植物，入药取其干燥菌核。茯苓寄生于松科植物赤松或马尾松等树根上，深入地下 20～30 厘米。野生茯苓一般在 7 月至次年 3 月间采收。其产地分布广泛，其中云南地区的茯苓品质较佳，安徽、湖北产量较大。

茯苓，又名茯苓个、茯苓皮、茯苓块等。将茯苓菌核内部的白色部分切成薄片或小方块，即为白茯苓；削下来的黑色外皮部即为茯苓皮；茯苓皮层下的赤色部分，即为赤茯苓；带有松根的白色部分，切成正方形的薄片，即为茯神。《神农本草经》将茯苓列为上品，称其："久服安魂养神，不饥延年。"

性味归经 味甘、淡，性平。归心、脾、肺、肾经。

功能主治 具有渗湿利水，健脾和胃，宁心安神的功效。
主治水肿尿少，痰饮眩悸，脾虚食少，便溏泄泻，心神不安，惊悸失眠等症。

适用人群 适用于一般人群，尤宜小便不利、脾虚食少、大便泄泻、水肿胀满、心神不安，失眠、多梦者，以及癌症、肝病、糖尿病患者。

慎用人群 阴虚火旺、咽喉干燥者，肾虚的老年人，小便较多、经常尿频的患者，以及男性遗精患者，不宜服用。

食用方法

❶ 茯苓代茶饮。将茯苓洗净切片，用清水浸泡30分钟后大火煮开，小火慢煮约1～1.5小时即可饮用。也可以与黄芪一起煮茯苓黄芪茶。

❷ 茯苓洗净切片后与大米、杂粮一起煮茯苓大米粥或茯苓杂粮粥，或与麦冬一同煮茯苓麦冬粥，主要使用煎煮过的浓汁。

❸ 应用茯苓制作糕点。茯苓饼：将茯苓研为粉末，加入糯米粉以及白砂糖，加水，搅拌成糊状，放入平底锅中烙饼。

❹ 茯苓泡酒。茯苓捣碎，纱布包好，泡入白酒中约1～2个月后即可饮用。

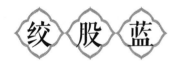

绞股蓝，葫芦科植物，入药取其根状茎。为草质攀缘植物。其产地主要分布广泛，在中国、印度、朝鲜和日本等东亚、东南亚国家常见。

"神农尝百草，一日遇七十二毒，得茶而解之"，这"茶"指的就是绞股蓝茶。绞股蓝始载于《救荒本草》，云："绞股蓝，生田野中，延蔓而生，叶似小蓝叶，短小较薄，边有锯齿，又似痢见草，叶亦软，淡绿，五叶攒生一处，开小花，黄色，亦有开白花者，结子如豌豆大，生则青色，熟则紫黑色，叶味甜。"

绞股蓝，又名"不老长寿"药草、甘蔓茶、七叶胆、五叶参、七叶参、小苦药等。秦巴山区因盛产高品质绞股蓝被认定为全球绞股蓝黄金产区，被誉为"绞谷"。

| 性味归经 | 味苦、微甘，性寒。归肺、脾、肾经。 |

功能主治
具有益气健脾，化痰止咳，清热解毒，化浊降脂等功效。
主治脾胃气虚，体倦乏力，脘腹胀闷，消化不良，食欲不佳，虚劳失精等症。

适用人群
绞股蓝适用于一般人群，尤其高血压患者，高血糖患者，高血脂患者，肝胆炎症患者，白细胞减少患者，慢性胃肠炎、慢性气管炎患者，肥胖者，心脑血管患者，内分泌失调患者，长期处于疲劳状态者，亚健康患者等。

慎用人群
少数患者服药后，出现恶心呕吐、腹胀腹泻（或便秘）、头晕、眼花耳鸣等症状。孕妇慎用。

食用方法

❶ 绞股蓝鲜嫩茎叶可以与黑米一起煮粥。将嫩叶洗净后用沸水先焯，后浸入凉水，再沥干，切碎。黑米洗净，加水适量熬煮，粥熟后，放入绞股蓝，可以用冰糖或者蜂蜜调味。

❷ 绞股蓝鲜嫩叶可做凉拌菜。将绞股蓝鲜嫩叶洗净，盐水焯熟，凉水浸洗，控水、切段，加入香葱、大蒜、熟芝麻、精盐、醋、味精、香油拌匀后食用。

❸ 代茶饮。绞股蓝15克，沸水冲泡10～20分钟后即可饮用，可重复冲泡2～3次。

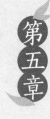

第五章

润肺止咳药

肺，为娇脏，主气，司呼吸，主行水，朝百脉，主治节。其主气的功能，除主呼吸之气外，还包括主一身之气。肺『主一身之气』是指肺参与宗气的形成，即肺吸入的自然界清气，与脾胃运化的水谷之精所化生的谷气相结合形成宗气，而宗气能灌心脉以助心血，沿三焦下行以资先天元气；肺主一身之气的运行，对全身气机有调节作用。『肺为水之上源』其主水的功能，即为肺气的宣发肃降运动推动和调节全身水液的输布和排泄。全身的血液都通过百脉流经于肺，经肺的呼吸，将身体内外的清浊之气进行交换，然后通过肺气宣降作用，将富有清气的血液通过百脉输送到全身。『肺者，相傅之官，治节出焉。』肺气具有治理和调节肺之呼吸及全身之气、血、水的作用，并通过呼吸运动，调节全身气机，从而促进血液运行。肺气充沛，宗气旺盛，则气机调畅，血运及津液代谢正常，则人体健康。

润肺止咳
的药物
分为两类

润肺生津类

百合、蜂蜜、
蜂王浆、银耳、
燕窝

敛肺止咳类

五味子、南沙参、
冬虫夏草、紫苏
子、银杏

第一节　润肺生津类

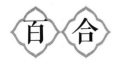

百合，百合科植物，入药取其干燥的肉质鳞叶根。百合为多年生草本根球植物，喜凉爽干燥的气候，较耐寒，怕水涝。百合原产于中国，目前广泛分布于北半球温带地区。全球已发现有至少120个品种，其中55种产于中国。在中国，主要分布于湖南、四川、河南、江苏、浙江，全国各地均有种植，少部分为野生资源。其中江苏宜兴、湖南邵阳、甘肃兰州、浙江湖州栽培历史悠久，为全国"四大百合产区"。

百合，又名强蜀、山丹、倒仙、重迈、中庭、摩罗、重箱、中逢花、百合蒜、大师傅蒜、蒜脑薯、夜合花等。《神农本草经》记载："主邪气腹胀心痛，亦是散积蓄之邪。其曰利大小便者，性专降泄耳。其曰补中益气者，邪热去而脾胃安矣。"《医林纂要》说："百合，以敛为用，内不足而虚热、虚嗽、虚肿者宜之。与姜之用，正相反也。"

性味归经　味甘、微苦，性微寒。归心、肺经。

功能主治　具有养阴润肺，清心安神，止咳的功效。
主治阴虚久嗽，痰中带血，热病后期，余热未清，或情志不遂所致的虚烦惊悸、失眠多梦、精神恍惚，痈肿，湿疮等症。

适用人群　适用于体虚肺弱患者，更年期女性，神经衰弱、记忆力减退、失眠多梦、头目晕眩、眼睛发黑甚至癔症的人群和睡眠不宁的患者。同时还适用于便秘燥症、肺燥咳嗽、中气不足的患者，另外，百合对气管病患者也有较好的辅助治疗效果。

慎用人群　风寒咳嗽、脾胃虚寒出血及大便稀溏者应慎用百合。百合可补肺气，多服却伤肺气，服用需适量，孕期需慎用。另外，直接接触生百合的球茎可能会引起皮肤瘙痒，服用球茎可能会引起呕吐、腹泻。在鼠类、犬类的实验中发现，长时间大剂量给它们口服百合对动物的肺、肾有损坏及对白细胞、血小板有影响，故百合不宜长期大量服用。

食用方法
❶ 百合多数用来煮粥、炒菜、煲汤。将干百合与粳米小火煮至熟烂即可食用。炒菜多用新鲜百合，也可用干百合泡发，与其他食材一起，如西芹百合。煲汤常见的有百合银耳羹，依据新鲜或者泡发的不同，煮百合的时间不一，煮至极烂即可。
❷ 百合可以单独蒸食。用鲜百合瓣与蜂蜜拌和，蒸熟后嚼食，干百合泡发后蒸熟也可以。
❸ 百合也可以泡水代茶饮。一般用干百合，洗净，开水冲泡即可。

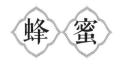

蜂蜜

　　蜂蜜，是蜜蜂从开花植物的花中采得的花蜜在蜂巢中酿制的蜜。蜜蜂采取富含水分的花蜜或分泌物，存储在食道后端贮藏花蜜的囊中，经过 15 天左右的浓缩，把多糖转化为单糖，形成了富含多种维生素、矿物质和氨基酸的糖的过饱和溶液，其水分含量少于23%，并存贮到巢洞中，用蜂蜡密封。蜂蜜在低温时会产生结晶，生成结晶的是葡萄糖，不产生结晶的部分主要是果糖。

蜂蜜，又名蜂糖、白蜜、食蜜、百花精、石蜜、石饴、蜜、白沙蜜、蜜糖、沙蜜等。《神农本草经》把"石蜜、蜂子、蜜蜡"列为上品，指出有"除百病、和百药"的作用，且"多服久服不伤人"。另有郭璞在《蜜蜂赋》中描述蜂蜜："散似甘露，凝如割脂，冰鲜玉润，髓滑兰香。百药须之以谐和，扁鹊得之而术良。"

性味归经

味甘，性平。归脾、胃、肺、大肠经。

功能主治

具有调补脾胃，缓急止痛，润肺止咳，润肠通便，润肤生肌，解毒的功效。

主治脘腹虚痛，肺燥咳嗽，肠燥便秘，目赤，口疮，溃疡不敛，风疹瘙痒，水火烫伤，手足皲裂等症。

适用人群

适用于便秘人群及高血压患者、支气管哮喘患者。蜂蜜对胃酸有双向调节作用，过量食用，会抑制胃酸，少量食用，会刺激胃酸分泌。所以胃酸缺乏、胃口较差的患者，则应在饭前即刻少量食用。

慎用人群

蜂蜜中的糖主要是单糖，进入人体后能快速消化吸收，故血糖偏高和糖尿病患者慎用。且蜂蜜性寒质润，因脾虚泻泄或湿阻中焦导致脘腹胀满、苔厚腻的人群及体质寒湿的人群也需慎用。另外，蜂蜜在酿造、运输过程中，易受到肉毒杆菌的污染，例如蜜蜂在采花粉的过程中可能会把被肉毒杆菌污染的花粉和花蜜带回蜂箱，而肉毒杆菌芽孢的生存能力很强，甚至在100℃的高温下也可以繁殖生存。又因为婴儿肝脏的解毒功能差，特别 6 个月以下的婴儿，胃肠功能较弱，肉毒杆菌容易在肠道中繁殖，从而引起中毒。故婴儿需慎用蜂蜜。

食用方法

❶ 蜂蜜最好使用 40℃以下的温开水或凉开水稀释后食用，避免营养物质被破坏。为避免刺激肠胃，在饭前 2 小时或饭后 2 小时左右服用最宜。可在果汁、牛奶等饮品中加入蜂蜜饮用，也可在各种果茶中加入蜂蜜调味，如柠檬蜜茶。适量食用，每天 20 克左右为宜。

❷ 因蜂蜜特有的黏性和甜度，可用其取代糖来拌凉菜或沙拉，例如凉拌西红柿等。

❸ 制作糕点可以用蜂蜜水和面粉。

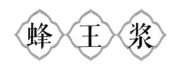

蜂王浆，是蜜蜂巢中培育幼虫的青年工蜂咽头腺的分泌物，是蜂王终身的食物。国际上公认地处纬度 33 ~ 38°，温度适宜，气候湿润的原生态山区（海拔 1 ~ 3 千米）是最佳蜜源地。中国唯一的世界级蜜源地是甘肃天水，所产蜂蜜和蜂王浆量多质优，在国际上有一定知名度。

蜂王浆，又名蜂皇浆、蜂皇乳、蜂王乳、蜂乳等。《证类本草》载"蜂子，味甘，平、微寒，无毒。主风头，除蛊毒，补虚羸，伤中，心腹痛，大人、小儿腹中五虫口吐出者，面目黄。久服令人光泽好颜色，不老，轻身，益气。"

性味归经　味甘、酸，性平。归肝、脾经。

功能主治 具有滋补强壮，益肝健脾的功效。

主治病后虚弱，小儿营养不良，老年体衰，传染性肝炎，高血压病，风湿性关节炎，十二指肠溃疡等症。

适用人群 适用于有头昏、心慌、胸闷、睡眠不好、心情不佳、记忆力差等症状的亚健康患者；高血脂、高血压、冠状动脉硬化和脑血管病、糖尿病、癌症患者；精力不足、容易疲劳的患者；更年期综合征的患者等。

慎用人群 蜂王浆中含有大量的激素、酶、异性蛋白，服用后过敏概率非常高，故过敏体质的人群需慎用。因蜂王浆中含有类似乙酰胆碱的物质，而这种物质具有降压、降血糖的作用，故长期患低血压与低血糖的人群需慎用。蜂王浆可引起肠管道强烈收缩，故胃溃疡、肠道功能紊乱及腹泻的人群需慎用。另外，术后人群服用蜂王浆易虚不受补，而孕期女性则易受刺激导致子宫收缩，10岁以下儿童处于发育高峰期，激素平衡易受影响，故均应慎用蜂王浆。

食用方法
❶ 早上或者晚上，空腹吞服。也可以用温水送服。
❷ 可将蜂王浆与纯正未加工的蜂蜜1∶2兑服，或者与蜂花粉混合并打匀后吞服。

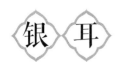

银 耳

银耳，是担子菌门真菌银耳的子实体。银耳属中温性真菌，菌丝最适宜的生长温度应是 22 ～ 25℃。银耳是中国的特产，野生银耳广泛分布于中国南方各省，陕西甘肃等西北地区也有分布。其中，福建省古田县被称为"中国食用菌之都"。

银耳，又名白木耳、雪耳、银耳子等。其作为药用历史悠久，是滋补调养、治疗虚证的珍贵药物。《神农本草经》列为中品，五木耳名糯，益气不饥，轻身强志。《新修本草》所载五木耳是指生于楮、槐、榆、柳、桑五种树上之木耳。《品汇精要》说木耳有"黄、白、黑"色。据古代本草所描述的木耳颜色及其中软者可食的特点，当包括银耳科银耳属和木耳科木耳属。清宫侍女德龄著《御香飘渺，御膳房》论通江银耳说："银耳那样的东西，它的市价贵极了，往往一小匣子银耳就要花一二十两银子才能买到。"可见银耳在古代的珍贵。

性味归经　味甘、淡，性平。归肺、胃、肾经。

功能主治　具有补肾强精、益胃润肠、补气和血、生津止咳的功效。《本草问答》："治口干肺萎，痰郁咳逆。"《增订伪药条辨》："治肺热肺燥，干咳痰嗽，衄血，咯血，痰中带血。"《饮片新参》："清补肺阴，滋液，治劳咳。"
《全国中草药汇编》讲到银耳主治病后体虚，肺虚久咳，痰中带血，崩漏，大便秘结，高血压病，血管硬化，虚劳咳嗽，痰中带血，津少口渴，病后体虚，气短乏力等症。

适用人群　适用于高血压、血管硬化、慢性支气管炎、肺源性心脏病、咽喉干燥、声音嘶哑、眼底出血、慢性肾炎患者，以及身体羸弱、营养不良、病后产后虚弱、老年人皮肤干燥引起瘙痒的患者，体弱便秘患者。

慎用人群　银耳中含有的腺嘌呤苷具有抗血小板凝聚的作用，所以各种出血病患者在止血的恢复期内不适合食用。由于银耳质润而腻，风寒咳嗽及湿痰壅盛者慎用，若食用后有大便泄泻者也应慎用。老年人本身的消化功能较差，多食、久食银耳易引起肠梗阻，也需慎用。

食用方法

❶ 煮粥汤羹。先将银耳放入凉水中泡发 1 ~ 1.5 小时（冬季可用温水），然后洗净，去硬块，撕成小块，与洗净的大米、红枣或冰糖等同煮至熟烂即可。

❷ 炒菜。银耳泡发，洗净，去除硬块，撕成合适大小，开水焯 2 分钟，焖 5 分钟，然后沥干。可凉拌或与其他食材同炒。

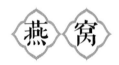

燕 窝

　　燕窝，是指雨燕目雨燕科的部分雨燕和金丝燕属的几种金丝燕分泌出来的唾液，再混合其他物质所筑成的巢穴。受所含矿物质影响，燕窝的颜色会有所不同，有白燕、黄燕、红燕之分，其中以白燕品质最佳，为金丝燕产卵前所筑巢穴。燕窝主要产自东南亚，东起菲律宾，西至缅甸沿海附近荒岛的山洞里，以印度尼西亚、马来西亚、新加坡和泰国等东南亚一带海域及中国南海诸岛居多。

　　燕窝，又名燕菜、燕根、燕蔬菜等。燕窝具有丰富的营养及药用价值，自唐代起便被誉为滋补珍品，被称为"东方鱼子酱"。燕窝始载于《本草备要》。清人周亮工在《闽小记》中记载："燕窝菜竟不辨是何物，漳海边已有之，海燕所筑，衔之飞渡海中，翮力倦则掷置海面，浮之若杯，身坐其中，久之复御以飞。

多为海风吹泊山澳，海人得之以货。"

《 性味归经 》　味甘，性平。归脾、肺、肾经。

《 功能主治 》　具有养阴润燥，益气补中的功效。《本草纲目》载："燕窝甘淡平，大养肺阴，化痰止咳。补而能清，为调理虚劳之圣药。"
　　主治虚损，咳嗽，痰喘，咯血，吐血，久痢，噎嗝反胃等症。

《 适用人群 》　适用于体质衰弱、营养不良的患者，患有呼吸系统疾病、胃病、心脑血管病、糖尿病、体虚多汗、盗汗、自汗、干燥综合征的患者。同时也适用于孕妇、产妇、婴幼儿、学业紧张及工作忙碌的人群，病愈体弱、精神紧张的人群，老年人群及大部分女性。

《 慎用人群 》　燕窝中含有丰富的蛋白质，蛋白质过敏的人群需慎用。燕窝具有促进细胞分裂的作用，故而癌症晚期或未经治疗的癌症患者不宜食用。另外，新生儿的内部器官发育还不完全，不能完全吸收燕窝的营养，可能会导致消化不良，所以未满4个月的婴儿不适合食用。正处于感冒发烧中的人群也需慎用。

《 食用方法 》　❶ 炖燕窝汤。将燕窝干品置于常温水中泡发，燕窝与水的比例约为1：30至1：50，为避免细菌滋生，浸泡时间不宜超过8小时。将泡发的燕窝撕成条状，与浸泡用水一起放入锅内，不可隔水炖煮，煮至水沸腾后，转为小火煮约5～10分钟加冰糖或者蜂蜜调味后即可食用。

❷ 煮燕窝粥。泡发好的燕窝撕成条状，可以与粳米同煮。为避免营养丢失，先加盖隔水炖煮半个小时左右取出备用，

然后与鲜牛奶一同稍煮即可食用，也可放入煮好的燕麦粥中，稍煮再食。可以用白糖或者蜂蜜调味。

第二节 敛肺止咳类

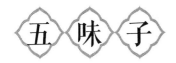

五味子，为木兰科植物，入药取其干燥成熟的果实，习称"北五味子"。五味子分布于东北、华北和西北地区。《本草衍义》中提到："五味子，《神农本草经》言温，今食之多致虚热，小儿益甚。《药性论》以谓除热气，《日华子本草》又谓暖水脏，又曰除烦热。后学至此多惑。今既用主治肺虚寒，则更不取除烦热之说。补下药亦用之。入药生曝不去子。"

性味归经 味酸、甘，性温。归肺、心、肾经。

功能主治 具有收敛固涩，益气生津，补肾宁心的功效。
主治久咳虚喘，白浊肾虚，肺虚寒，疮疡溃烂等症。

适用人群 适用于久咳虚喘，梦遗滑精，遗尿，尿频，久泻不止，自汗，盗汗，津伤口渴，内热消渴，心悸失眠的患者。

慎用人群	凡表邪未解，内有实热，咳嗽初起，麻疹初期的人均不宜用。

食用方法	

❶ 五味子代茶饮。开水冲泡即可，可安神，缓解更年期综合征，夜眠不宁，乱梦纷烦，急躁健忘等症状。

❷ 五味子粥。取五味子 10 克左右与大米一同淘洗干净，放入锅中，加水，文火熬煮至熟烂。以此方法食用五味子，具有养肝、补肾之功效。

❸ 五味子酒。取五味子 50 克，白酒 500 毫升，浸泡 15 ～ 20 天后即可饮用。神经衰弱、失眠、头晕、心悸、健忘、烦躁等人群可以酌情每次服 10 ～ 20 毫升，日服 1 ～ 2 次。也可与西洋参、枸杞、菟丝子、杜仲等药材搭配炮制药酒，可补益肝肾，养心安神。

❹ 五味子炖肉。取五味子约 50 克，与肉一起蒸或炖，可加调料，肉、汤、药俱服，有补肺益肾、止咳平喘的功效，特别适用于肺弱肾虚型的病人服用。也可将五味子嫩叶洗净炒熟，与猪肉等食材一同炖煮。

南 沙 参

　　南沙参，桔梗科植物，入药取轮叶沙参或沙参的干燥根。轮叶沙参多生于草地和灌丛中，其产地主要分布于中国安徽、浙江、江苏、贵州等地区。

　　南沙参，又名沙参、泡参、泡沙参、知母、白沙参、苦心、识美、虎须、志取等。李时珍于《本草纲目》说："沙参甘淡而寒，其体轻虚，专补肺气，因而益脾与肾，故金能受火克者宜之。"

性味归经 味甘，性微寒。归肺、胃经。

功能主治 具有养阴清肺，益胃生津，化痰，益气的功效。

主治肺热燥咳，阴虚劳嗽，干咳痰黏，胃阴不足，食少呕吐，气阴不足，烦热口干等症。

适用人群 适用于有百日咳及肺热咳嗽，咯痰黄稠症状的患者；慢性肺支气管炎症，经常咳嗽、痰多，气急，低热患者；间质性肺炎、呼吸道过敏，如红斑狼疮、混合性结缔组织病、硬皮病、结节病、支气管哮喘、过敏性鼻炎等属阴虚内热的患者；慢性咳嗽、口咽干燥，有时咯血、舌红的患者；慢性胃炎、溃疡病、慢性肝炎有肝胃阴虚表现的患者；发热后、放疗后有口干、内热症状的患者；复发性口疮、白塞病口腔溃疡的患者。

慎用人群 风寒咳嗽者，即脏腑无实热，肺虚寒及寒饮喘咳的人群需慎用。另有中寒便溏者，痰热咳嗽者，脾虚便溏者，痰湿内蕴者均应慎用。南沙参的副作用主要表现为使人心情兴奋、烦躁忧虑、失眠，并且出现人格丧失或精神错乱等类似皮质类固醇中枢神经兴奋和刺激症状，因此食用需对症且适量。

食用方法 南沙参主要的食用方法是代茶饮和煲汤。一般是切段或切片，一次 5 ~ 10 克，煮水后代茶饮，可以和其他食材一起煲汤。煲汤前先将其浸泡 10 分钟更好。

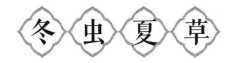

冬虫夏草，是麦角菌科真菌冬虫夏草菌寄生在蝙蝠蛾科昆虫幼虫上的子座及幼虫尸体的复合体，入药取其干燥的虫体。其产地主要分布在金沙江、澜沧江、怒江三江流域的上游，比如西藏、青海、四川和云南。西藏自治区的冬虫夏草产量大约占全国冬虫夏草产量的41%，青海省的冬虫夏草产量大约占全国冬虫夏草产量的33%，云南省和四川省的冬虫夏草产量各占全国冬虫夏草产量的11%～16%。

冬虫夏草，又名虫草、冬虫草、中华虫草。冬虫夏草一直被誉为中国的"中药之王"，与人参、鹿茸一起被称为中国三大补品，位列三大补品之首。《本草从新》称其具有"保肺益肾、止咳化痰、已劳嗽"之功。

性味归经　味甘，性平。归肺、肾经。

功能主治　具有补肺益肾，止血化痰，补虚损，益精气的功效。
主治痰饮喘嗽，虚喘，痨嗽，咯血，自汗畏寒，阳痿遗精，腰膝酸痛，病后久虚不复等症。

适用人群　适用于肿瘤及放化疗患者；肾虚患者，即肾气不足、腰膝酸痛患者；慢性肾炎、再生障碍性贫血和白细胞减少患者；肝炎患者及经常饮酒的人群；痰咳喘患者，如老年慢性支气管炎、肺气肿、肺结核、支气管哮喘，以及吸烟人群；高血压、高血脂、高血糖患者；心律失常、心脏功能低下的患者；亚健康患者，如经常失眠、体力精力透支者；产后、术后人群及病后虚弱、免疫力低下者。

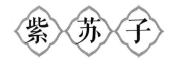

慎用人群

婴儿、发烧（急性高热患者）、妇女月经期禁服冬虫夏草；热性体质人群、高血压中风患者，以及肿瘤患者在放疗期间应慎用或不宜用；体内出血（如咯血、便血等）、脑出血人群不宜服用；风湿性关节炎患者应减量服用，有实火或邪胜者不宜服用。处于发育期的青少年儿童，应当慎用冬虫夏草，因冬虫夏草中的某些成分具有类似雄性激素的作用，可能导致青少年儿童早熟，故青少年儿童应慎用，或依据医生处方服用。

食用方法

❶ 一般是煮冬虫夏草代茶饮，不能开水冲泡。一壶冬虫夏草茶通常可加水反复煮 3～4 次。最后可以将虫草嚼食。

❷ 用冬虫夏草蒸肉或者炖肉时，可将虫草置于肉内（整体炖蒸鸽子时，可以放入鸽子腹中），小火蒸或者炖至肉熟。

❸ 可以磨粉自制胶囊，便于携带，方便每日服用。

紫 苏 子

紫苏子，唇形科植物紫苏的干燥成熟果实。紫苏子主产于湖北、江苏、浙江、河北。

紫苏子又名荏、紫苏、苏、白苏、桂荏、荏子、赤苏、红苏、香苏、黑苏、白紫苏、青苏、野苏、苏麻、苏草、鸡苏、臭苏、大紫苏、假紫苏、水升麻、野藿麻、聋耳麻、孜珠、兴帕夏噶（藏语）等。始载于陶弘景的《名医别录》，被列为中品，谓其："主下气，降寒中，其子尤良。"《本草汇》说："苏子，散气甚捷，最能清利上下诸气，定喘痰有功，并能通二便，除风寒湿痹。若气虚而胸满者，不可用也，或同补剂兼施亦可。"

性味归经 味辛，性温。归肺经。

功能主治 具有降气消痰，止咳平喘，润肠通便的功效。
主治痰壅气逆，咳嗽气喘，肠燥便秘等症。

适用人群 《日华子本草》谓其："主调中，益五脏，下气，止霍乱、呕吐、反胃，补虚劳，肥健人，利大小便，破症结，消五膈，止咳，润心胸，消痰气。"即紫苏子适用于咳嗽多痰、气机不畅的患者，中焦虚寒、脾胃不利的人群及肠燥便秘患者。此外还可用于鱼蟹中毒和孕妇保胎。

慎用人群 紫苏子属于辛温之品，故凡有风热感冒者，症见发热重、畏寒重、汗出、口渴等，尤其是热重者忌用，气弱表虚，倦怠无力、经常感冒、发热有汗者也需慎用紫苏子。脾胃虚寒的人群长期服用紫苏子易出现滑泄症状，气虚、阴虚的人群需慎用。因紫苏子含有大量草酸，草酸在人体内遇上钙和锌便生成草酸钙和草酸锌，在人体沉积过多会损伤人体的神经、消化系统和造血系统，故紫苏子不宜过多食用。

食用方法 ❶ 将紫苏子高温烘干后研磨成粉末状，开水冲服。

银 杏

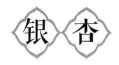

　　银杏，银杏科植物，其干燥的叶和干燥成熟种子均可入药，分别为银杏叶和白果。银杏为落叶大乔木，喜光树种，深根性，对气候、土壤的适应性较宽，能在高温多雨及雨量稀少、冬季寒冷的地区生长。目前，银杏的栽培产地主要分布于中国、法国和美国的南卡罗莱纳州。

　　银杏，又名白果树、公孙树、鸭脚树等。白果又名鸭脚子、灵眼、佛指柑，是银杏的种仁。明代李时珍谓银杏："入肺经、益脾气、定喘咳、缩小便。"清代张璐的《本经逢原》中记载白果有降痰、清毒、杀虫之功能，可治疗"疮疥疽瘤、乳痈溃烂、牙齿虫蛪、小儿腹泻、赤白带下、慢性淋浊、遗精遗尿等症"。

性味归经
银杏叶，味甘、苦、涩，性平。归心、肺经。
白果，味甘、苦、涩，性平。归肺、肾经。

功能主治
银杏叶具有活血化瘀，通络止痛，敛肺平喘，化浊降脂的功效。白果具有敛肺气、定痰喘、止带浊、止泻泄、解毒、缩小便的功效。
银杏叶主治瘀血阻络，胸痹心痛，中风偏瘫，肺虚咳喘，高脂血症等。白果主治痰多喘咳，带下白浊，遗尿，尿频，无名肿痛癣疮等症。

适用人群
银杏叶适用于脑功能障碍、动脉硬化、高血压、眩晕、耳鸣、头痛、记忆力减退的患者；老年痴呆症、中风、心肌梗死、哮喘和气管炎的患者。缓解由于血液循环不良造成的手脚冰冷、麻木、跛行等症状。

白果适用于哮喘、痰嗽，白带、白浊、遗精，淋病、小便频繁的患者；肺结核，呼吸道感染性疾病，高血压、冠心病、心绞痛、脑血管痉挛、血清胆固醇过高等患者。

慎用人群

儿童、孕妇及心力衰竭者、过敏体质者需慎用银杏叶。肠胃不适及有胃病的人群也不宜食用银杏叶。老年人食用时需要注意适量，患有老年性血管硬化疾病的人群不宜长期服用。

幼儿尤其是 2 周岁以下的幼儿、孕妇和过敏体质的人群需慎用白果。有实邪者不宜食用白果，普通人食用过量或不当也会引起中毒。其中毒现象出现在食用后 1 ～ 12 小时，症状多为发热、呕吐、腹痛、泄泻、惊厥、呼吸困难，严重者可因呼吸衰竭而死亡。

食用方法

❶ 新鲜的银杏叶不宜食用，可在中药房购买炮制后的干银杏叶，少量开水冲泡后饮用，不宜长期大量饮用。

❷ 成熟的白果可去壳，去内膜皮，去胚芽直接吃，但不宜过量，也可用微波炉等加工烤熟后食用。

❸ 成熟的白果去壳，去内膜皮，去胚芽后，可以与西芹等其他适宜食材同炒入菜。

第六章

活血化瘀药

血液是构成人体和维持人体生命活动的基本物质之一。血液运行于脉道中，循环不已，流布全身，保证其生理功能正常发挥。血液对全身各脏腑组织器官起着濡养滋润作用，以维持各脏腑组织器官发生理功能，可谓内至五脏六腑，外达皮肉筋骨。血液是人体进行精神活动的主要物质基础，在血气充盛、血脉调和的前提下，人体才能精力充沛，神志清晰，感觉灵敏，思维敏捷。而由于各人所处的自然环境、生活条件、人际关系不同，又长期经受着六淫、七情、劳倦、外伤，气血的盛衰和运行状态均会发生变化，就可能产生血瘀。瘀血内阻，气血运行不畅，使脏腑得不到正常濡养，则人体正常生理功能就要发生障碍，从而加速人体衰老。

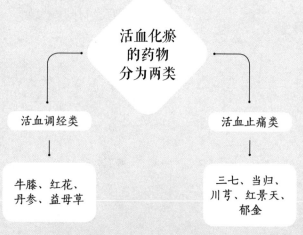

活血化瘀
的药物
分为两类

活血调经类

牛膝、红花、
丹参、益母草

活血止痛类

三七、当归、
川芎、红景天、
郁金

第一节 活血调经类

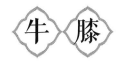

　　牛膝，苋科植物，入药取其干燥的根。牛膝为多年生草本，生于海拔200～1750米的山坡林下，其产地除东北外全国均有分布。朝鲜、俄罗斯、印度、越南、菲律宾、马来西亚等均有分布。

　　牛膝别名牛磕膝，有补肝肾、强筋骨、逐瘀通经、引血下行的功效，可用于治疗经闭，痛经，腰膝酸痛，筋骨无力，淋证，水肿，头痛，眩晕，牙痛，口疮，吐血，衄血等症。在《神农本草经》中被列为上品，谓其："主寒湿痿痹，四肢拘挛，膝痛不可屈伸，逐血气，伤热火烂，堕胎。久服轻身耐老。"

性味归经　味苦、甘、酸，性平。归肝、肾经。

功能主治　具有逐瘀通经，补肝肾，强筋骨，利尿通淋，引血下行的功效。

　　生用可活血通经，治产后腹痛，月经不调，闭经，鼻衄，虚火牙痛，脚气水肿；熟用可补肝肾，强腰膝，治腰膝酸痛，肝肾亏虚，跌打瘀痛。

适用人群　适用于产后腹痛、月经不调、闭经的妇女，小儿行迟，肝肾不足、腰膝疼痛的中老年人。

慎用人群　孕妇及月经过多者忌用；中气下陷，脾虚泄泻，下元不固，梦遗滑精，月经过多者及孕妇慎服。

食用方法

❶ 牛膝可以入菜。取牛膝适量，与其他材料如蛤蜊、益母草、杜仲、鸡脚、红豆、黑豆等一起煲汤，一般大火煮沸后，小火炖熟炖烂即可。牛膝洗净切片后与其他适宜食材同炒或同蒸，如牛膝蹄筋。

❷ 牛膝可以泡酒。可将牛膝与其他适宜药材研碎为粗末，装入纱布袋中，放在容器里，加白酒，密封浸泡20天左右去渣即成。每日取适量饮用，每次服20毫升为宜，如风湿止痛药酒。

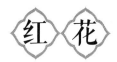

红 花

红花，菊科植物，入药取其干燥的花。红花为一年生草本，喜温暖干燥气候，抗寒性强，耐贫瘠，抗旱怕涝。其原产于中亚，在中国主要分布于华北、华南、西北等地区。

红花，又名红蓝花、刺红花、草红花等。红花为活血化瘀的经典中药之一，其供药记载最早见于汉代张仲景的《金匮要略》。《本草纲目》谓其："活血，润燥，止痛，散肿，通经。"又有《开宝本草》谓其："主产后血运口噤，腹内恶血不尽、绞痛，胎死腹中，并酒煮服。亦主蛊毒下血。"

性味归经　味辛，性温。归心、肝经。

功能主治　有活血通经，祛瘀止痛的功效。

主治经闭，症瘕，难产，死胎，产后恶露不行、瘀血作痛，痈肿，跌扑损伤等症。

| 适用人群 | 适用于月经不调、经闭、痛经、产后瘀血腹痛等超过 15 岁的女性患者；周身疼痛、痛经、跌打损伤瘀痛，以及关节瘀痛的患者；忧郁痞闷、惊悸的人群，血热、斑疹大热、血质稠、肺炎、血行不畅等患者。对冠心病、血管栓塞、高血压、脉管炎、心肌梗死、神经衰弱等老年人易出现的各种症状具有预防和治疗作用。 |

| 慎用人群 | 因红花具有活血化瘀的功效，孕妇及月经期间的女性人群需慎用。另外，红花具有消肿、止痛，以及清热解毒的作用，故脾胃虚弱者也不宜服用，避免增加脾胃的压力。溃疡病患者、出血性疾病患者也需慎用红花，否则可能会加重病情。 |

| 食用方法 | ❶ 红花常用于泡脚。温水（温度可在 38 ～ 46℃之间）加入适量红花艾叶，每日坚持泡脚至微微见汗，可活血通经。
❷ 红花代茶饮。用凉开水浸泡红花 30 分钟或开水冲泡 15 分钟即可饮用。
❸ 红花可泡酒。红花洗净晾干装入纱布袋后放入酒坛，密封，浸泡 7 ～ 10 日，内服外用皆可，饮用宜每日 1 ～ 2 次，每次 20 ～ 30 毫升，外用无特殊剂量限制，皮肤损伤及黏膜处禁用。 |

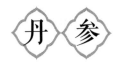

丹参，唇形科植物，入药取其干燥的根和根茎。丹参为多年生草本，多生于向阳山坡草丛、沟边、路旁或林边等地。全国大部分地区均有分布。

丹参，又名红根、大红袍等。丹参始载于《神农本草经》，被列为上品。陶弘景谓其："今近道处处有之。茎方有毛，紫花。"又有《本草纲目》谓其："活血，通心包络，治疝痛。"丹参为临床常用药物，尤以治疗冠心病及缺血性脑血管病最为常用，有"一味丹参，功同四物"的说法。

性味归经　味苦，性微寒。归心、肝经。

功能主治　具有活血祛瘀，通经止痛，清心除烦，凉血消痈的功效。
主治胸痹心痛，脘腹胁痛，癥瘕积聚，热痹疼痛，心烦不眠，月经不调，痛经经闭，疮疡肿痛等症。

适用人群　适用于有月经不调、痛经、闭经、产后腹痛等症状的女性患者；烦热、精神不佳、心悸不眠的患者；患有动脉粥样硬化性心脏病、心绞痛、早期肝硬化、高脂血症、支气管哮喘等疾病的患者。

慎用人群　丹参具有活血祛瘀的作用，故服用或注射抗凝药物的人群需慎用，否则易引起出血。丹参苦寒，活血化瘀，故月经过多者不宜服用，孕妇也需慎用。非血瘀症状的人群过量服用丹参易导致气血运行加速，可能引起流鼻血或者更严重的反应。对丹参过敏的人群慎用，否则可能会引起皮肤红肿、瘙痒，甚至休克。

<table>
<tr><td>食用方法</td><td>❶ 丹参代茶饮。丹参洗净切片，放入杯中，开水冲泡5～10分钟即可饮用。可反复冲泡，但不宜过夜饮用。</td></tr>
</table>

┌─────────┐
│ 食用方法 │
└─────────┘

❶ 丹参代茶饮。丹参洗净切片，放入杯中，开水冲泡5～10分钟即可饮用。可反复冲泡，但不宜过夜饮用。

❷ 炖煮入菜。将丹参洗净切片后，搭配适宜食材放入锅中加入清水进行炖煮，熬煮至食材软烂入味即可。

❸ 泡丹参酒。将丹参洗净切片，与白酒一同浸泡15～20天即可饮用。

益　母　草

益母草，唇形科植物，入药取其新鲜或干燥的地上部分。益母草为一年生或二年生草本，喜温暖湿润气候、喜阳光，对土壤要求不严，一般土壤和荒山坡地均可种植。其产地广泛分布于世界各地。

益母草，又名益母蒿、野麻、坤草等。益母草为历代医家用来治疗妇科病的要药，《本草纲目》载："益母草之根、茎、花、叶、实，并皆入药，可同用。若治手足厥阴血分风热，明目益精，调妇人经脉，则单用茺蔚子为良。若治肿毒疮疡，消水行血，妇人胎产诸病，则宜并用为良。盖其根、茎、花、叶专于行，而其子则行中有补故也。"

┌─────────┐
│ 性味归经 │
└─────────┘

味辛、苦，性微寒。归肝、心包、膀胱经。

┌─────────┐
│ 功能主治 │
└─────────┘

具有活血调经，利水消肿，清热解毒的功效。

主治血滞经闭、痛经、经行不畅、产后恶露不尽、瘀滞腹痛，水肿，小便不利，跌打损伤，疮痈肿毒，皮肤瘾疹等症。

| 适用人群 | 适用于患血瘀经闭、痛经、经行不畅、产后恶露不下，产后腹痛的妇女；水瘀互阻的水肿患者；急、慢性肾炎水肿；跌打损伤、疮痈肿毒者。 |

| 慎用人群 | 益母草不宜长时间大剂量服用，肝肾功能不全者慎用。出现月经量少，色淡质稀，伴有头晕心悸，疲乏无力症状的气血两虚者，或伴有小腹冷痛、腰酸痛、夜尿多的肾虚者需慎用益母草。益母草具有收缩子宫的作用，故孕妇不宜服用。无瘀滞症状但阴虚血少的人群需慎用，寒滑泻痢及脾胃虚弱的人群也需慎用。 |

| 食用方法 | ❶ 益母草代茶饮。益母草洗净，倒入沸水中焯烫后用清水冲洗去除苦味，然后煮水即可饮用。
❷ 益母草可以煲汤和炒菜入餐桌。鲜益母草洗净切段，炒菜前需要焯烫去苦味，煲汤可以在煮沸后下益母草，煮熟调味即可，为保持益母草新鲜嫩绿，不宜长时间煮。 |

第二节　活血止痛类

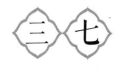

　　三七，五加科植物，入药取其干燥的根茎。其产地主要分布于云南、广西。云南文山州种植三七的历史悠久、产量大、质量好，习称"文三七""田七"，为著名的道地药材。

三七，又名田七、人参三七、参三七、汉三七等。最早记载于《本草纲目》中，谓其："止血、散血、定痛。金刃箭伤、跌扑杖疮、血出不止者，嚼烂涂，或为末掺之，其血即止。亦主吐血，衄血，下血，血痢，崩中，经水不止，产后恶血不下，血运，血痛，赤目，痈肿，虎咬，蛇伤诸病。"

性味归经
味甘、微苦，性温。归肝、胃经。

功能主治
具有散瘀止血，消肿定痛的功效。
主治咯血，吐血，衄血，便血，崩漏，外伤出血，胸腹刺痛，跌扑肿痛等症。

适用人群
适用于心脑血管疾病患者；头昏眼花、剧烈头痛的人群；体质虚弱、易疲劳、失眠、记忆力减退的患者；脸色苍白、贫血、早衰的患者；胃溃疡、十二指肠溃疡出血及慢性胃炎等消化道出血的患者；支气管扩张、肺结核及肺脓肿的患者；高血压、高血脂及贫血的患者；各类血证患者（吐血、呕血、咯血、便血、尿血、瘀血等）；免疫力低下的患者；月经不调、闭经、痛经及产后恶露不停，小腹瘀滞疼痛等的妇女人群。

慎用人群
三七性偏温，阴虚内热、火气大的人群需慎用三七。由于三七活血化瘀力强，女性正常月经期间及孕妇怀孕期间不宜服用，血虚无瘀者忌服，血虚吐衄、血热妄行者禁用。元气大伤，阴阳损竭等患者慎用。服用三七当日，应忌食蚕豆、鱼类及酸冷食物等。

食用方法

❶ 三七最常用、最简便服用的方法是研粉冲服,三七粉3~6克,每日分两到三次用温水冲服即可。

❷ 蒸制后煲汤。可用三七整根或者切碎泡酒,一般浸泡30天左右,可以外用,祛瘀消肿(皮肤损伤及黏膜处禁用),也可以内服(每日1~2次,每次10毫升左右)。

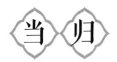

当归,伞形科植物,入药取其干燥的根。当归为多年生草本,是最常用的中药之一。当归为低温长日照作物,适应高寒凉爽气候,在海拔1500~3000米栽培最为适宜,土层深厚、疏松、排水良好、肥沃富含腐殖质的砂质土壤栽培最佳,不宜在低洼积水或者易板结的黏土和贫瘠的沙质土栽种,忌连作。当归产地主要分布在甘肃、云南、四川,其中甘肃定西市的岷县所产当归品质最佳。

当归又名干归、秦归、西当归、岷当归、云归。始载于《神农本草经》,属中品,谓其:"主咳逆上气,温疟,寒热,洗在皮肤中。妇人漏下绝子,诸恶疮疡、金疮。煮汁饮之。一名干归。生川谷。"当归被医家喻为"补血圣药"。

性味归经 味甘、辛,性温。归肝、心、脾经。

功能主治 具有补血活血,调经止痛,润肠通便的功效。
主治血虚萎黄,眩晕心悸,月经不调,经闭痛经,虚寒腹痛,风湿痹痛,跌扑损伤,痈疽疮疡,肠燥便秘等症。

适用人群

适用于月经不调，闭经痛经，气血不足，头痛头晕，便秘等患者。

慎用人群

当归配伍禁忌始载于陶弘景编撰的《本草经集注》，讲到当归"恶茹，畏菖蒲、海藻、牡蒙"。后世医家增加了"畏生姜、制雄黄、热面"的记载。

《现代中草药汇编》描述当归的证候禁忌，讲到"热盛出血患者禁服，湿盛中满及大便溏泻者慎服""当归甚滑，大便泻者须忌""风邪初旺及气郁者，宜少用之"。谢昌仁根据其临床经验提出："胃阴不足者，阴虚肺热者，热迫出血者，肝阳痰火者，脾运失健者，冲任热郁者，肾虚湿热者，此七者忌用。"

食用方法

❶ 当归煮粥。取当归约20克洗净切片后放入砂锅内，用温水约600毫升浸泡30分钟后煎煮，煮沸后再慢煎25～30分钟，共收汁150毫升。然后将米、红枣、冰糖等食材放入锅中，加入药汁，添水适量熬煮。

❷ 当归煲汤。将当归切片，与适宜食材一同放入砂锅中，加清水煲汤，如大家熟知的"生姜当归羊肉汤"。

❸ 当归代茶饮。取当归饮片与其他适宜药材加清水共煮10～20分钟，每周2～3次代茶饮用，如当归黄芪茶。

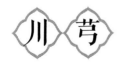

川芎

川芎，伞形科植物，入药取其干燥的根茎。川芎为多年生草本，喜气候温和、雨量充沛、日照充足而又较湿润的环境。其产地主要分布于四川（彭县，今彭州市，现道地产区有所转移），在中国多个省份有广泛种植。

川芎，又名山鞠穷、芎藭（qióng）、香果、胡藭、雀脑芎、京芎、贯芎等。川芎是一种常用的活血行气、祛风止痛的中药植物。其辛温香燥，走而不守，既能行散，上行可达巅顶；又入血分，下行可达血海。古代医家称川芎为血中之气药，具有辛散、解郁、通达、止痛等多种功能。《日华子本草》谓其："治一切风，一切气，一切劳损，一切血，补五劳，壮筋骨，调众脉，破症结宿血，养新血，长肉，鼻洪，吐血及溺血，痔瘘，脑痈发背，瘰疬瘿赘，疮疥，及排脓消瘀血。"

性味归经
味辛，性温。归肝、胆经。

功能主治
具有行气开郁，祛风燥湿，活血止痛的功效。
主治风冷头痛眩晕，胁痛腹疼，寒痹筋挛，经闭，难产，产后瘀阻块痛，痈疽疮疡等症。

适用人群
适用于月经不调、经闭痛经、瘕腹痛、胸胁刺痛的患者；跌扑肿痛的患者；感冒头痛、风湿痹痛的患者；冠心病心绞痛，症见胸闷憋气、心前区压痛频繁发作的患者；胆囊炎之上腹胁肋胀痛的患者；出现胃炎之上腹胀痛、吐酸胃灼热等症状的患者。

慎用人群
川芎辛温升散，故凡阴虚阳亢、肝阳上亢、上盛下虚及气弱的人群需慎用。川芎又有活血之功效，故月经过多的人群及孕妇也需慎用，高血压性头痛、脑肿瘤头痛、肝火头痛等患者也不宜食用。

食用方法
❶ 川芎代茶饮。用水煎煮后取汁饮用，或者用沸水冲泡直接饮用。

❷ 川芎煲汤或者炒菜。川芎切片洗净后，可以与其他食材一起炖煮煲汤，也可以炒菜入饭桌。

❸ 川芎泡酒。川芎洗净、切碎后泡入白酒中，浸泡 7 ~ 10 日，过滤去渣即可饮用。每次服 20 ~ 30 毫升。

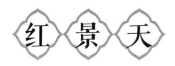

红景天，景天科植物，入药取其干燥的根和根茎。红景天为多年生草本，多生长于海拔 1800 ~ 2500 米高寒无污染地带的山坡林下或草坡上。其产地主要分布于北半球的高寒地带，在中国主要分布于东北、西北、西南等地区。

红景天，又名蔷薇红景天，扫罗玛布尔（藏名）等。《神农本草经》将红景天列为上品，谓之："轻身益气，不老延年，无毒多服，久服不伤人。"李时珍在《本草纲目》中记载："红景天，本经上品，祛邪恶气，补诸不足。"红景天的功效是已知补益药中所罕见的。

| 性味归经 | 味甘、苦，性平。归肺、心经。 |

| 功能主治 | 具有补气清肺、益智养心、收涩止血、散瘀消肿的功效。善治气虚血瘀所致的胸痹心痛，同时主治气虚体弱、病后畏寒，气短乏力，肺热咳嗽，咯血，白带腹泻，跌打损伤等症。 |

| 适用人群 | 适用于免疫功能低下的老年人，以及患有高血压、神经衰弱、更年期综合征、心血管疾病、糖尿病、高海拔疾病的患者。另外，还可用于第一次进藏的人群，提前一 |

个月服用，以改善体质，增强心血管功能，缓解高原反应。

儿童、孕妇体虚慎用红景天。因为中医理论中有"闭门留寇""引风邪入里"的说法，即外感实邪时，用补益药物，易使外邪留滞体内不能祛除，因此正在发烧、咳嗽的感冒人群也需慎用红景天。另外，红景天应单泡，不适宜搭配其他茶。

❶ 红景天可以磨粉直接泡水。取适量红景天粉（一般5～10克）用沸水冲泡，可加入蜂蜜调味，静置5～10分钟即可饮用，可每日1次或早晚各一次。

❷ 可以煮粥或者煲汤入餐桌。用红景天煎煮的水煮粥，一般依据粳米或者其他米的煮熟时间，小火煮30分钟左右。也可以用红景天煲汤，一般煲汤用量20克左右。

❸ 红景天可泡酒。泡酒所用红景天用晒干的原料，浸泡时间约15～20天，即可直接饮用。

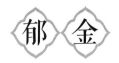

郁　金

郁金，姜科植物，入药取温郁金、姜黄、广西莪术或蓬莪术的干燥块根。前两者分别习称"温郁金"和"黄丝郁金"，其余按性状不同习称"桂郁金"或"绿丝郁金"。其产地主要分布于中国东南部和西南部，如浙江、四川、广东、广西、云南、福建、台湾、江西等地。

郁金，又名川郁金、广郁金等。《本经逢原》谓其："郁金辛香不烈，先升后降，入心及包络。治吐血、衄血、唾血血腥，破恶血。血淋，尿血，妇人经脉逆行，产后败血冲心，及宿血心痛，并宜郁金末加姜汁、童便同服，其血自清。"

性味归经　味辛、苦，性寒。归肝、心、肺经。

功能主治　具有活血止痛，行气解郁，清心凉血，利胆退黄的功效。
主治胸胁刺痛，胸痹心痛，经闭痛经，乳房胀痛，热病神昏，癫痫发狂，血热吐衄，黄疸尿赤等症。

适用人群　适用于气滞血瘀的胸、胁、腹痛的患者；热病神昏、癫痫痰闭的患者；肝胆湿热的患者；吐血、衄血及妇女倒经等气火上逆出血症的患者；结石患者。

慎用人群　气血虚而无瘀滞及阴虚失血的患者和孕妇慎服郁金。气虚胀滞，腹胀呃逆，脾胃虚弱的患者需慎用。另外，不适宜与丁香同用。

食用方法
❶ 郁金可以研末冲服或者外用。将郁金切片或研末后用温水冲泡服用。外用时加水或酒调匀搽患处，也可加入适量蜂蜜增加黏稠度。
❷ 郁金可以代茶饮和煲汤。郁金洗净切片煮水代茶饮用，也可以与其他肉类食材同煮，至肉熟烂，调味即可食用。

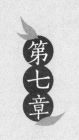

第七章　其他药物

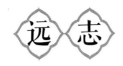

远志

远志，远志科植物，入药取其干燥的根。远志，又名葽绕、蕀蒬等，为多年生草本，主根粗壮，韧皮部肉质，主要生长于海拔200～2300米的草原、山坡草地、灌丛中，以及杂木林下。远志主要产于东北、华北、西北和华中等地区。另外，远志在朝鲜、蒙古和俄罗斯也有分布。

| 性味归经 | 味苦、辛，性温。归心、肾、肺经。 |

功能主治：具有安神益智，祛痰，消肿的功效。
主治惊悸，健忘，梦遗，失眠，咳嗽多痰，痈疽疮肿等症。

适用人群：适用于具有心肾不交引起的失眠多梦，健忘惊悸，神志恍惚，咳痰不爽，疮疡肿毒，乳房肿痛等症状的患者。

慎用人群：凡实热或痰火内盛者，以及胃溃疡、胃炎者慎用，孕妇慎用。

食用方法

❶ 远志枣仁粥。取远志肉、炒枣各10克，清粥煮开后放入锅中，煮熟即可。此粥可在晚间作为夜宵食用，有宁心安神之效，可缓解因心血不足、痰扰于神而引起的惊悸健忘、不寐多梦等症。

❷ 远志酒。取远志10克，白酒500毫升，先将远志研成末状，装入纱布包，浸入白酒，3日即可饮用，每日服用1小盅。此酒安神益智、消肿止痛，可用于治疗失眠健忘、痈疽肿毒等症。

❸ 煎汤。取远志10克，和适宜药材加入水中煎煮30分钟，

取汁，一日内分2次温服。主治惊悸失眠、梦遗等症。

❹ 远志丸。远志、石菖蒲各30克，茯神、人参、龙齿、白茯苓各15克，将上述药物研为细末，炼蜜为丸。每日三餐后用温开水送服。有安神养心之功效。

❺ 安神定志茶。石菖蒲、远志各6克，茯苓、党参各3克，蜂蜜5克，沸水冲泡，加盖闷15分钟后即可饮用。

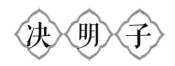

决明子，豆科决明属植物决明或小决明的干燥成熟种子。决明子为一年生草本，生于山坡、河滩沙地和旷野等处，喜高温、湿润气候，以其有明目之功而名之。秋季采收成熟果实，晒干，打下种子，除去杂质。

决明子，别名马蹄决明、钝叶决明、假绿豆、草决明等。在中国长江以南地区都有种植，主产于安徽、广西、四川、浙江、广东等地。

性味归经　味苦、甘、咸，性微寒。入肝、肾、大肠经。

功能主治　具有润肠通便，降脂明目的功效。
主治便秘及高血脂，高血压。

适用人群　适用于有目赤涩痛，畏光多泪，头痛眩晕，目暗不明，大便秘结等症状的患者。

| 慎用人群 | 气虚便溏者不宜用。 |

食用方法

❶ 决明子枕。决明子 3 ~ 4 千克，洗净晾干后炒黄。晾凉后放入枕套中，封口。

❷ 决明子茶。决明子可搭配绿茶、菊花、山楂等一起泡饮，具有清热平肝、降脂降压、润肠通便、益精明目的功效。对高血压、高脂血症、大便秘结、视物模糊，急躁易怒等症状有一定缓解作用。

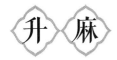

升 麻

升麻，毛茛科植物，入药取大三叶升麻、兴安升麻或升麻的干燥根茎。升麻生于山坡草丛、林边、山路旁、灌木丛中，主产于中国东北地区，在华北、西北、西南等地也有分布。

升麻，别名龙眼根、周麻、窟窿牙根等。在《神农本草经》中被列为上品，谓其："主解百毒，辟温疾、障邪（一作瘴气邪气）。"《本草纲目》谓其："消斑疹，行瘀血，治阳陷眩运，胸胁虚痛，久泄下痢后重，遗浊，带下，崩中，血淋，下血，阴痿足寒。"

性味归经 味辛、微甘，性微寒。归肺、胃、脾、大肠经。

功能主治 具有发表透疹，清热解毒，升阳举陷的功效。
主治风热头痛，齿痛，口疮，咽喉肿痛，麻疹不透，阳毒发斑，脱肛，子宫脱垂等症。

| 适用人群 | 适用于风热感冒、温病初起、发热、头痛等患者；麻疹不透患者；齿痛口疮、咽喉肿痛、温毒发斑患者；气虚下陷、脏器脱垂、崩漏下血等患者。也适用于化脓性感染、多形渗出性红斑、神经性皮炎患者，或配合大黄用于头面部器官出血患者。 |

| 慎用人群 | 脾胃虚寒者应慎用。上盛下虚，阴虚阳浮，喘满气逆及麻疹已透者忌服。服用过量可产生头晕、震颤、四肢拘挛等症。 |

| 食用方法 | ❶ 升麻可代茶饮。升麻与荷叶配伍泡茶饮用，可以减肥。上盛下虚、阴虚火旺者忌食。
❷ 升麻可与党参、小米一起煮粥。升麻可以放入汤中与其他食材一起炖煮。 |

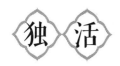

独 活

独活，伞形科植物，入药取其干燥的根。产地主要分布在安徽、浙江、江西、湖北、四川等地。

独活别名胡王使者、独摇草、独滑、长生草、川独活、肉独活、资丘独活、巴东独活、香独活、绩独活、大活、山大活、玉活。《神农本草经》载其为上品，《本草经集注》曰："主风寒所击，金创止痛，奔豚，痫痓，女子疝瘕……久服轻身耐老。"《本草正》："专理下焦风湿，两足痛痹，湿痒拘挛。"

| 性味归经 | 味苦、辛，性微湿。归肾、膀胱经。 |

| 功能主治 | 具有祛风胜湿，散寒止痛的功效。
主治风寒湿痹，腰膝疼痛，头痛，齿痛等症。 |

| 适用人群 | 适用于风伤肾经，腰痛如掣，久不治，流入脚膝的偏枯冷痹缓弱患者，以及新产后腰脚挛痛患者；少阴寒湿腰痛患者；历节风四肢头面肿、惊痫、鹤膝及风湿日久致腰背手足疼痛，昼轻夜重，四肢痿痹不仁患者；产后百日中风，痉，口噤不开者，并治血气痛，劳伤患者；产后中风，虚人不可服他药者；头痛属少阴者。 |

| 慎用人群 | 阴虚血燥者慎服，气血虚而遍身痛及阴虚下体痿弱者禁用独活。《本草经集注》曰："蠡实为之使。"《本经逢原》曰："气血虚而遍身痛及阴虚下体痿弱者禁用。一切虚风类中，咸非独活所宜。" |

| 食用方法 | ❶ 泡酒。取桑寄生 30 克，牛膝 45 克，独活 25 克，秦艽 25 克，杜仲 40 克，人参 10 克，当归 35 克，白酒 1000 毫升。将所有药材洗净后切碎，置于纱布袋，放入酒中，浸泡 30 天。用法：每次 10～30 毫升，每日 1 次（上午 9～11 点服用为佳），外用无特殊剂量限制。独活经常被用于药酒的制备，独活酒可补养气血，益肝强肾，祛风除湿，止腰腿痛，内服外用皆可。
❷ 独活黑豆汤。取独活 12 克，黑豆 60 克。文火煮 2 小时， |

取汁，兑入米酒，每日分 2 次温服。可祛风胜湿，活血止痛。适用于风湿性关节炎、类风湿性关节炎属风湿痹阻者。

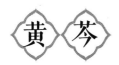

　　黄芩，唇形科植物，入药取其干燥的根。黄芩为多年生草本，其产地主要分布于中国东北、华北、西北等地，是中国北方野生中药材之一。

　　黄芩，又名山茶根、土金茶根、黄芩茶、腐肠、黄文、虹胜、经芩、印头、内虚、空肠、元芩、妒妇、子芩、宿芩、条芩、黄金条根等。最早记载于《神农本草经》，用药历史悠久。《滇南本草》谓其："上行泻肺火，下行泻膀胱火，（治）男子五淋，女子暴崩，调经清热，胎有火热不安，清胎热，除六经实火实热。"

性味归经　味苦，性寒。归心、肺、胆、大肠经。

功能主治　具有泻实火，除湿热，止血，安胎的功效。
　　主治壮热烦渴，肺热咳嗽，湿热泻痢，黄疸，热淋，吐衄崩漏，目赤肿痛，胎动不安，痈肿疔疮等症。

适用人群　适用于需要保肝利胆、解酒解毒的患者；心脑血管疾病的患者；需要降血压、降血脂、降血糖的患者；需要美容养颜、减肥瘦身的患者；胃肠不佳、长期便秘的患者；失眠多梦，神经衰弱的患者；需要抗肿瘤，增强机体免疫功能的患者。

| 慎用人群 | 《本草经疏》曰："脾肺虚热者忌之。凡中寒作泄，中寒腹痛，肝肾虚而少腹痛，血虚腹痛，脾虚泄泻，肾虚溏泻，脾虚水肿，血枯经闭，气虚小水不利，肺受寒邪喘咳，及血虚胎不安，阴虚淋露，法并禁用。"故脾胃虚寒，食少便溏的人群需慎用黄芩。 |

| 食用方法 | ❶ 黄芩泡水。黄芩洗净切片，用开水冲泡后服用。
❷ 黄芩煲汤。黄芩洗净切片，与其他适宜食材同煮至熟后服用。 |

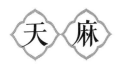

天麻，兰科植物，入药取其干燥的块茎。天麻为多年生草本，其产地主要分布于中国、尼泊尔、不丹等地。中国四大天麻原产区分别为长江三峡神农架天麻原产地、云贵高原天麻产区、大别山天麻产区和长白山天麻原产地。

天麻，又名赤箭、独摇、离母、合离草、神草、鬼督邮、定风草等。天麻被《神农本草经》列为上品，《日华子本草》谓其："助阳气，补五劳七伤，通血脉，开窍。"又有《本草汇言》曰："主头风，头痛，头晕虚旋，癫痫强痉，四肢挛急，语言不顺，一切中风，风痰。"

| 性味归经 | 味甘，性平，归肝经。 |

| 功能主治 | 具有平肝息风止惊的功效。
主治眩晕眼黑，头风头痛，肢体麻木，半身不遂，语言謇涩，小儿惊痫动风等症。有助于学生增强记忆力、保护大脑、 |

保护视力；小儿健脑益神、聪明伶俐；中青年平肝益气，强筋壮骨，强身健体；老年人改善脑部血液循环；对航空飞行人员的大脑神经系统有明显的保护调节作用。

适用人群　适用于高血压、心脏疾病、头痛、风湿痛等患者；心脑血管疾病或眩晕头痛的患者；老年痴呆患者。

慎用人群　关节肿痛如灼，痛处发热，疼痛窜痛无定处，口干唇燥的热痹人群需慎用天麻。高血压、心脏疾病、肝病、糖尿病、肾病等慢性病严重者，哺乳期妇女及老年人群也需慎用。另外，天麻的不良反应主要表现为头晕、呕吐等症状。

食用方法
❶ 煮水。天麻洗净切片，煎煮取汁但不宜煎煮过长时间。
❷ 泡水。天麻研磨成粉末，开水冲服。
❸ 煲汤。天麻洗净切碎，大火煮开后小火煎煮40分钟取汁备用，将其他适宜食材煮熟后加入天麻水再炖煮20分钟左右即可。

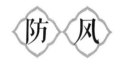

防风，伞形科植物，入药取其干燥的根。防风喜凉爽气候，耐寒，耐干旱。防风主产于河北、黑龙江、四川、内蒙古等地。

防风，别名铜芸、回云、回草、百枝、百种。《神农本草经》将其列为上品，谓其："主大风头眩痛，恶风，风邪，目盲无所见，风行周身，骨节疼痹，烦满。久服轻身。"

性味归经 味甘，性温。归膀胱、肺、脾、肝经。

功能主治 具有祛风解表，胜湿止痛，解痉的功效。
主治外感表证，风疹瘙痒，风湿痹痛，破伤风，脾虚湿盛等症。

适用人群 适用于外感风寒、周身疼痛、头痛目眩、风寒湿痹、骨节疼痛等患者。

慎用人群 阴血亏虚、热病动风者不宜使用；血虚发痉、阴虚火旺者慎用。

食用方法 ❶ 煮粥。防风可以祛风除湿，也能治疗关节疼痛。取防风 20 克，防己 15 克。加清水煮后，取药液，加入薏米和粳米适量，添水煮制成粥。每日食用，可缓解风湿疼痛。
❷ 泡茶。取羌活 5 克，防风、苍术、川芎、白芷各 3 克。清水煎制后取药液冲泡绿茶，对风寒感冒有良好的预防和治疗功效。此外，防风搭配金银花等药材代茶饮，可清热解毒，防治"上火"。

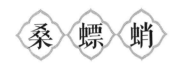

桑螵蛸，螳螂科昆虫大刀螂、小刀螂或巨斧螳螂的干燥卵鞘。大刀螂主要分布于西南、华中、东北及华北地区；小刀螂主要分布于华北、华中及华东地区。

桑螵蛸，别名螳螂窠、刀螂子、螳螂蛋、螳螂子、流尿狗、桑蛸、螵蛸虫、老鸹芯脐。有固精缩尿，补肾助阳的作用，主治遗精滑精，遗尿尿频，小便白浊。《神农本草经》记载其："主伤中，疝瘕，阴痿，益精生子。女子血闭腰痛；通五淋，利小便水道。"《本经逢原》曰："桑螵蛸，功专收涩，故男子虚损，肾虚阳痿，梦中失精，遗溺白浊方多用之。"《本经》又言："通五淋，利小便水道，盖取以泄下焦虚滞也。"

性味归经　味甘、咸，性平。归肝、肾经。

功能主治　具有固精缩尿，补肾助阳的功效。
主治肾阳不足，遗精，阳痿，早泄，白浊，赤白带下，小便频数，遗尿等症。

适用人群　适用于有肾气不足而致遗精，小便频数，排尿无力，尿流速度减慢，尿量少，神疲乏力，腰酸耳鸣，舌淡稍胖苔白，脉沉细等症的患者。

慎用人群　阴虚火旺者或膀胱有热者慎用桑螵蛸，阴虚多火之人误用反会助虚阳，多致浸赤茎痛，强中失精。桑螵蛸畏旋覆花。失精通溺，火气太盛者宜少用桑螵蛸。《药性论》："畏戴椹。"

食用方法　❶ 桑螵蛸猪肚汤。清理猪肚残留肥肉，清水反复漂洗，盐腌制，再洗净，开水焯熟备用；取桑螵蛸 15 克，杜仲 12 克，适量淮山药，适量生姜，全部洗净；然后将全部用料放入锅内，加清水适量，大火煮沸，小火炖煮 1 ~ 2 小时，调味即可食用。

❷ 桑螵蛸泡酒。取适量桑螵蛸在清水中浸泡 1 天去除杂质，以 1∶7 或 1∶10 的比例加入白酒密封浸泡，定期震摇。每日取适量饮用。

❸ 研末冲服。取适量桑螵蛸洗净晒干或烘干后，研成粉末，饭前 30 分钟用温开水送服。

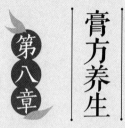

膏方养生

第八章

第一节 膏方滋补的"昨天"和"今天"

随着人们生活质量的提高和养生防病意识的增强，服用滋补膏方已成为一种新"时尚"，各大中医院也纷纷开设膏方门诊，以满足大家对滋补膏方的需求。

膏方，亦称膏剂、膏滋，作为中医方剂的常用剂型之一，是一种以营养滋补和治疗预防等综合作用为特点的中药内服制剂。《中华人民共和国药典》把膏滋剂定义为：饮片用水煎煮，取煎煮浓缩液，加炼蜜或糖（或转化糖）制成的半流体制剂。膏方是根据人的不同体质、临床表现，在中医药理论指导下，将汤剂进一步加工所制成，其具有药物浓度高、体积小、药效稳定、口味好、药性和缓、便于携带和适于长期服用等优点。近代名医秦伯未有云："膏方者，盖煎熬药汁成脂液，而所以营养五脏六腑之枯燥虚弱者，故俗亦称膏滋药"。

关于膏方的记载最早可以追溯到战国时期成书的《五十二病方》，但其中记载的膏剂多为含动物脂肪的外用药，并未见到关于含药的动物脂肪能否内服的记载。以"膏药"命名，并有完整组方、制作过程、适应证及服用方法的膏方，最早可见于《武威汉代医简》。此时的膏方，无论是内服煎膏还是外用膏剂，采用的黏合剂多为动物油脂，其功用也多以治疗疾病为主，鲜有养生滋补类膏方的记载。

到了唐代，膏方的应用开始向养生滋补的方向延伸，因其用途广泛，所以膏方得到了飞速发展，并且膏方的制作工艺也趋于成熟。金元时期，名家辈出，各路医家纷纷著书立说，出现了许多关于个人经验膏方的论述和记载。及至明清，膏方已发展成为临床诊疗常用的方剂，被广泛应用于内外妇儿各科，因此膏方迎来了发展史上最辉煌的时期。当时膏方补养之风甚是流行，无论是宫廷还是民间，纷纷以中医膏方进行滋补。这一时期的膏方命名更加正规，制作更加规范，种类也大大增加。许多产生于这一时期的膏方至今仍然被大家所熟知，如出自《本草纲目》的益母草膏，出自《寿世保元》的茯苓膏等。近年来，有关膏方的研究又出现了新一轮的热潮。而且近现代的膏方仍在不断完善，其组成日渐复杂，并被应用到慢病的调养上，取得了一定成效。这主要得益于"冬令进补"的养生理念在国内外的不断普及。

"冬令进补"原本流行于明清时期的江浙地区。有人认为，强调冬季服用膏方主要是为了便于储存，防止膏方变质。但在诸多古代文献中均未见有关膏方服用时间的明确阐述，且枇杷膏、益母草膏等现在已成为家庭常备的膏剂，也均为四季适用。故而，单纯从便于储存角度出发，显然无法完全解释"冬令进补"这一说法产生的原因。结合"冬令进补"的说法主要流行于明末以后的江浙地区这一特点，有学者认为该说法是受到发源并兴盛于江浙一带的温补学派的影响而产生。

温补学派中，以赵献可等人为代表的医家提出的"命门学说"认为，命门之火，为人身之宝，并非六淫之邪火，因此在治疗之时强调命门有"可补而不可泻"的特点。再加之《黄帝内经》中早有"春生夏长，秋收冬藏"的论述，冬季封藏于命门的阳气精华，是来年万物生发的原动力，故"冬令进补"的说法一直沿袭至今。而膏剂黏稠，药性和缓，在体内被吸收代谢的速率较慢，停留时间长。相比其他剂型，膏剂能更好地发挥滋养作用，是冬季滋补的最佳选择。

近年来，由于人们的健康养生意识不断提升，大家开始有意识地对自身亚健康状态进行调整，这也是促使膏方热潮产生的根本原因。但是另一方面，媒体的炒作也是导致该热潮的另一个不可忽视的因素。很多人通过媒体接触到了膏方，却对它缺乏足够的了解和科学的认识，出现盲目进补，甚至是错误用药的现象。因此，服用膏方应注意以下几点。

（1）以症状为主。膏方目前主要用于改善亚健康状态，所以通常根据患者的主观症状如乏力、失眠等进行辨证调养，并非所有人都需要"进补"。膏方强调"补"字，因此并不适合所有人。其主要适用人群有体质较差的人群，处于慢性病稳定期的人群，大病初愈、术后、创伤后康复期的人群，希望强身健体的中老年人群。

（2）有基础病的人要根据自身病情遵医嘱服用膏方，以便对膏方的成分进行必要的调整，如糖尿病患者的膏方辅料会以木糖醇代替红糖等高糖成分。另外需要特别注意的是，痛风患者在食用膏方前一定要咨询有相应资质的医生，因为膏方中常用的阿胶、龟甲胶等成分会加重痛风患者的嘌呤代谢负担。此外，消化功能不好的患者，应先改善胃肠功能，不能盲目进补，否则容易导致消化不良。

（3）服用膏方的时令不必拘泥于冬季，但应结合自身体质特点及调养目的遵医嘱进行调整，不宜一味追随潮流，盲目听信"冬令进补，春天大虎""补冬不如补霜降"等口号。服用膏方后可能会出现诸多不良反应，如便秘、食欲不振、腹泻等。

膏方热潮方兴未艾，但是膏方自身的一些局限性也限制了膏方的发展和应用。比如膏方黏稠，而许多药物由于清淡少汁，就无法炼制成膏。此外，一些药性剧烈的药与膏方和缓温和的特点不符，也极少应用到膏方中。所以在治疗疾病时，膏方很少起主要作用，尤其是对于急性病的诊治，不宜使用膏方。此外，由于膏方制作工序复杂，通常一次性大量成膏，且后续无法进行加减药材或更改膏方。所以在用于慢性病调养时，应以基础治疗为主，病情稳定后方可长期应用，以调理为目的，改善身体状态。

在工作压力日增，老龄化加剧的今天，膏方逐渐受到重视，成为人们的滋补佳品。但是怎样定位膏方，怎样用好膏方，怎样发展膏方仍然是值得我们思考的问题。

第二节　古籍常用膏方

健脾阳和膏

【处方起源】《慈禧光绪医方选议》第十三章《治脾胃病医方》。

【药物组成】 党参、茯苓、制枇杷叶各200克，白术、桔梗、木香、辛夷各100克，草豆蔻120克，炒三仙各400克，枳壳、陈皮、苏叶、羌活各150克。

【制作方法】 共以水熬透，去渣，再熬浓，加炼蜜为膏。

【功能主治】 温运脾阳，芳香除秽。

【适 应 证】 脾阳不足之胃脘冷痛，咳嗽鼻塞，饮食不香，四肢不温，大便溏薄。

【用法用量】 每服15克，白开水冲服。

【禁 忌 证】 本方药偏温燥，素体阴虚者不宜使用。

凉膈和胃膏

【处方起源】《清宫膏方精华》第四章《治脾胃病医方》。

【药物组成】 生地黄300克，黄连30克，竹茹、栀子、煅石膏、陈皮、法半夏、泽泻各60克，玄参、赤苓、石斛各100克，枳壳、厚朴各40克。

【制作方法】 共以水熬透，去渣，再熬浓，加炼蜜1000克为膏。

【功能主治】 清退阴热，平胃扶脾。

【适 应 证】 胃中瘀热阻滞、脾阳不行之证，症见胸膈烦热，食后难消，口渴善饥，脉右寸关洪数而滑。

【用法用量】 每日早晚各服1茶匙，白开水冲服。

助胃膏

助胃膏一

【处方起源】《洪氏集验方》卷五。

【药物组成】人参、白术、甘草、小茴香各15克，山药30克，檀香3克，乌梅肉15克，白豆蔻仁15克，缩砂仁15克，木瓜30克。

【制作方法】上为细末，炼蜜为膏。

【功能主治】健脾和胃生津。

【适 应 证】治小儿胃气虚弱，津液不足，食欲不振，口渴。

【用法用量】每服如皂子大1丸，空腹时嚼服，或用温水吞下。

【禁 忌 证】热证不宜。

助胃膏二

【处方起源】《太平惠民和剂局方》卷十。

【药物组成】白豆蔻仁、肉豆蔻（煨）、丁香、人参、木香各30克，白茯苓（去皮）、官桂（去粗皮）、白术、藿香叶、缩砂仁、甘草（炙）各60克，橘红（去白）、山药各120克。

【制作方法】上为细末，炼蜜和成膏。

【功用主治】补脾健胃，温中理气。

【适 应 证】小儿胃气虚弱，乳食不进，腹胁胀满，肠鸣泄泻，大便色青，或时夜啼，胎寒腹痛。

【用法用量】每服如芡实大小1丸，可用米粥服。根据儿童体重加减。

人参膏

人参膏一

【处方起源】《永类钤方》卷二十一。

【药物组成】人参、诃子、木香、肉豆蔻（煨）、丁香、藿香、砂仁、炙甘草各50克。

【制作方法】上为末，炼蜜为丸，如绿豆大。

【功能主治】 芳香化湿，健脾止泻。

【适 应 证】 治疗小儿吐泻，脾胃虚弱，困倦不食，腹痛。

【用法用量】 一般2岁儿童每日服1丸，白开水服即可。

人参膏二

【处方起源】《丹溪心法·附录》。

【药物组成】 人参。

【制作方法】 煎膏服。并灸气海穴。

【功能主治】 大补元气。

【适 应 证】《丹溪心法》中提到该方主治滞下，昏仆目上视，溲注而汗泄，阴
　　　　　　　虚阳暴绝；嗽而肺虚者。《寿世保元》中说到，诸症因攻击之过，
　　　　　　　以致元气耗惫，用此补之。

【用法用量】 可遵照医嘱。

人参膏三

【处方起源】《普济方》卷一五八引《经验良方》。

【药物组成】 人参、知母、黄芩、款冬花、贝母、紫菀、杏仁、猪牙皂角、桔
　　　　　　　梗、荆芥、防风、甘草各等份。

【制作方法】 上为细末，炼蜜成膏，为丸如皂荚子大。

【功能主治】 止咳祛痰。

【适 应 证】 大人小儿，伤风咳嗽，气粗多涎，身热。

【用法用量】 每服1丸，用好蜜和开水化下。

温胃膏

【处方起源】《理瀹骈文·存济堂药局修合施送方并加药法》。

【药物组成】干姜（炒）60克，川乌、白术各45克，苍术、党参、附子、吴
萸、黄芪、麻黄、桂枝、北细辛、羌活、独活、防风、麦冬、
藁本、柴胡（炒）、川芎、当归、酒芍、香附、紫苏、藿梗、
杏仁、白芷、青皮、陈皮、半夏（炒）、南星、厚朴、乌药、灵
仙、麦芽、神曲（炒）、枳实、泽泻、荜澄茄、草果、草蔻仁、
肉蔻仁、故纸、良姜、益智仁、大茴、巴戟、荜茇、车前子、
延胡、灵脂各30克，黄连（吴萸水炒）、五味子各15克，甘草
21克，生姜、葱白各120克，艾、薤、韭、蒜头、菖蒲各60
克，凤仙1株，木瓜、川椒、白芥子、胡椒各30克，大枣5个，
乌梅肉5个（一加木鳖仁、蓖麻仁、山甲各30克）。

【制作方法】上两共用麻油3600克，分熬，黄丹收。再加木香、丁香、砂仁、
官桂、乳香（制）、没药各30克，牛胶（酒蒸化）120克，搅千余
遍，令匀。

【功能主治】温中祛寒，行气健脾。

【适 应 证】胃寒不纳，呕泻、痞胀、疼痛诸证。

【用法用量】外贴。

【禁 忌 证】严禁内服。

万安膏

万安膏一

【处方起源】《证治准绳·幼科》集七《脾脏部上·寒吐汤》。

【药物组成】人参、厚朴（姜制）、陈皮、青皮、肉桂（夏不用）、干姜各100
克，木香、沉香、藿香、甘草各50克，使君子（炮）10个，泽泻
（冬不用，春秋减半用）30克，白蜜1000克。

【制作方法】 上述药物放入锅中煎煮 3 遍，滤出药渣浓缩，再将白蜜炒透放入锅中，慢火熬成膏状备用。

【功能主治】 健脾理气，消疳去积，化湿止呕。

【适 应 证】 小儿脾胃虚弱，腹生疳虫瘕，食积泄泻。

【用法用量】 饭前服用，用温米汤化开服用。

【禁 忌 证】 中焦湿热所致的呕吐不可用。

万安膏二

【处方起源】《医学纲目》卷三十八。

【药物组成】 木香 15 克，沉香 10 克，檀香 15 克，香附 50 克，槟榔 25 克，白术 100 克，肉蔻 25 克，薄荷 100 克，人参 25 克，甘草 100 克，辰砂 15 克，琥珀 10 克，真珠 12.5 克，青黛 12.5 克，犀角 12.5 克，黄耆 50 克，麝香 2.5 克，使君子 50 克，天竺黄 25 克。

【制作方法】 上为末，炼蜜为丸。

【功能主治】 调脾顺气，定惊。

【适 应 证】 小儿脾胃不足，吐乳，黄疸。

【用法用量】 临卧服，薄荷汁或蜜水、米饮化下。

参茯膏

【处方起源】《古今医统大全》卷二十七《药方》。

【药物组成】 人参、陈皮、白茯苓、生地黄、麦冬各 50 克，丁香末、沉香末各 10 克。

【制作方法】 前五味水浸煎煮，滤去药渣，如此 3 遍，再将所滤药液浓缩。加丁香末、沉香末，蜜 250 克，姜汁 1 杯，搅匀收膏。

【功能主治】 健脾益气，降逆止呃。

【适 应 证】治五膈五噎，呕逆食不下。

【用法用量】每服 2 匙，粟米饮送下。

【禁 忌 证】实证不宜。

春雪膏

春雪膏一

【处方起源】《古今医统大全》卷二十七《药方》。

【药物组成】绿豆粉 500 克，薄荷叶 300 克（同绿豆粉和匀，放于密甔中，盖密，勿令泄气，蒸 2 小时，待冷取下），沉香（另研）、白硼砂、砂仁（另研）各 25 克，冰片 5 克，真柿霜 200 克。白蜜（炼熟）250 克，姜汁 250 克，竹沥（和蜜熬 2 ~ 3 沸）30 克。

【制作方法】将白蜜、姜汁、竹沥混匀加热，下入余药，搅拌如膏状，上以瓷瓶收贮窨土地上。

【功能主治】健脾益气，降逆止呃。

【适 应 证】治五膈五噎，豁痰开结。

【用法用量】每服 1 匙，可用白开水调匀服用。

【禁 忌 证】实证不宜。

春雪膏二

【处方起源】《太平惠民和剂局方》。

【药物组成】脑子（研）二钱半，蕤仁（去皮、壳，压去油）二两。

【制作方法】上用生蜜六钱重，将脑子、蕤仁同研匀。

【功能主治】疏风退热、明目。

【适 应 证】治肝经不足，内受风热，上攻眼目，昏暗痒痛，隐涩难开，昏眩赤肿，怕日畏光，不能远视，迎风有泪，多见黑花，并皆疗之。

【用法用量】每用铜筷子或金银钗股，大小眦时复少许点之。及治连眶赤烂，以油纸涂药贴。

通噎消食膏酒

【处方起源】《千金要方》卷十五《脾脏·脾劳第三》。

【药物组成】猪膏 1500 克，宿姜汁 2500 克，吴茱萸、白术各 500 克。

【制作方法】捣碎吴茱萸、白术，细筛为末，纳入生姜汁、猪膏中煎，待水气尽，滤取药汁，冷凝即成。

【功能主治】温脾散寒，降逆止呃。

【适 应 证】治脾虚寒劳损，气胀噎满，不欲饮食。

【用法用量】每服半匙，温清酒化服，每日 2 次。

【禁 忌 证】实热证不宜服。

理脾调中化湿膏

【处方起源】《慈禧光绪医方选议》第十三章《治脾胃病医方》。

【药物组成】党参 180 克，炒白术 90 克，生白术 90 克，陈皮 90 克，姜黄连 90 克，炒神曲 120 克，炒谷芽 120 克，砂仁 90 克，麦冬 180 克，茯苓 180 克，炙香附 120 克，藿梗 90 克，炙草 120 克。

【制作方法】上药以水煎透，去滓，再熬浓汁，少兑炼蜜为膏。

【功能主治】益气导滞，化湿醒脾。

【适 应 证】脾虚湿滞化热之脘痞纳呆，嗳腐吐酸，大便泄泻，舌苔白腻渐黄，脉滑。

【用法用量】每服1匙，白开水送下。

调中清热化湿膏

【处方起源】《慈禧光绪医方选议》第三十章《各类效验医方》。

【药物组成】茯苓180克，陈皮、焦茅术、藿梗、大腹皮、酒黄芩、白蔻仁
各90克，厚朴、酒连炭各60克，香附、泽泻各12克，生白芍
12克。

【制作方法】并以水煎透，去滓，再熬浓汁，少兑炼蜜为膏。

【功能主治】调中和胃，清热化湿。

【适 应 证】湿热滞脾之证，症见胸脘痞闷，知饥不食，腹胀泄泻，舌苔白腻，
脉濡。

【用法用量】每服1匙，白开水冲服。

茱萸煎

【处方起源】《外台秘要方》卷七《心痛心腹痛及寒疝三十二门·心背彻痛方》。

【药物组成】吴茱萸100克，蜀椒250克，甘草60克，干地黄500克。

【制作方法】上述4药以清酒3升浸渍3宿，绞取汁，于铜器中煎沸；同时将麦
门冬（去心）250克，干漆500克，纳入前药中同煎，待色黄，过
滤、绞取汁去渣；再加入石斛150克，阿胶500克，白蜜300克，
煎煮成膏。

【功能主治】温中散寒，缓急止痛。

【适 应 证】胃脘疼痛难忍，牵引背部，腹胀，食积不下。

【用法用量】每次3克如枣大，含化，每日3次。病重者可以1日服5～6次。

【说　　明】　干漆有小毒，勿过量服用。忌海藻、菘菜、芜荑。

生地黄膏

【处方起源】　《世医得效方》卷七《消渴》。

【药物组成】　生地黄 250 克，白蜜 200 克，人参 50 克，白茯苓 100 克。

【制作方法】　将生地黄切为细末，入水 1 碗、冬蜜 1 碗煎煮，待药液减少一半，下入人参末、茯苓末，搅拌均匀即可。

【功能主治】　益气健脾，滋阴生津。

【适 应 证】　消渴所致的口干、口渴。

【用法用量】　随意服食。

苍术膏

苍术膏一

【处方起源】　《本草纲目》卷十二《术》。

【药物组成】　苍术 1000 克，茯苓 500 克，白蜜 200 克。

【制作方法】　将苍术切碎，水浸后慢火煎煮，纱布滤取汁液，如此 3 遍，再将所滤汁液混匀浓缩，将茯苓研为细末后下入，搅拌均匀，再入白蜜收膏。（米泔水浸二日，一日一换，取出，以井花水浸过二寸，春、秋五日，夏三日，冬七日，漉出，以生绢袋盛之，放在一半原水中，揉洗津液出，扭干；将滓又捣烂，袋盛于一半原水中，揉至汁尽为度；将汁入大砂锅中，慢火熬成膏。每 1 斤，入白蜜 4 两，熬二炷香。每膏 1 斤，入水澄白茯苓末半斤，搅匀瓶收。）

【功能主治】　健脾燥湿，祛风养颜。

【适 应 证】　脾胃虚弱。

【用法用量】　每服3匙，清晨、临卧各服1次，以温酒送下。

【说　　明】　忌醋及酸物、桃、李、雀、蛤、菘菜、青鱼等物。

苍术膏二

【处方起源】　《摄生众妙方》卷二。

【药物组成】　苍术5000克，人参200克，生地黄200克，熟地黄200克，黄柏200克，远志200克，杜仲（炒）200克，川芎200克，核桃肉200克，川椒200克，补骨脂200克，碎青盐100克，碎朱砂50克，当归200克，旱莲草（取汁）2碗，蜂蜜1000克，姜汁200克。

【制作方法】　苍术米泔浸1夜，削去皮，碓舂如泥，大锅内文武火煮水2桶，约有10余碗，取出冷定，绢滤去滓，入瓷罐内，加众药，瓷罐内封固，大锅水煮，香二炷为度，取出埋地7日。

【功能主治】　存精固气，补丹田，减相火。

【适 应 证】　男子精冷绝阳，妇人胎冷不孕。发白返黑，齿落更生，颜面如童。

【用法用量】　每服1盏，空心酒1盏或白汤服下。

加味茶汤方

【处方起源】　《良朋汇集经验神方》卷一《伤脾门》。

【药物组成】　山药150克，莲子肉100克，芡实100克，茯苓300克，菱角米100克，酥油500克，白扁豆（炒）150克，薏苡仁（炒）300克，糯米（炒）100克，小黄米100克，人参100克，白糖500克，白蜜500克。

【制作方法】 上药打为细末，将酥油、白糖、白蜜熔化入药末同炒，待凉，盛于
　　　　　　　瓷罐内。

【功能主治】 健脾益气，滋阴养胃。

【适 应 证】 老年男妇劳病日久，胃气短少，不能进饮食者。

【用法用量】 1 日 3 次，每服 1 汤匙，饭后服用，开水调匀送服。（每服 5 钱，
　　　　　　　滚水调匀，不拘时任意服之。）

【禁 忌 证】 脾胃气滞者慎服。

养老膏

【处方起源】 《经验良方全集》卷一《补益》。

【药物组成】 建莲肉（去心，研末）、芡实肉（去壳，研末）、薏米粉（蒸熟，
　　　　　　　研末）各 500 克，梨、山楂、藕各 500 克。

【制作方法】 将梨、藕、山楂切碎，水浸后煎煮蒸熟，纱布滤去药渣，如此 3
　　　　　　　遍，将所滤药液混匀，慢火浓缩，下入药末，搅拌均匀，调为膏，
　　　　　　　酌量加白砂糖，拌匀晒干，收贮食之。

【功能主治】 润燥清火，滋阴健脾。

【适 应 证】 此膏老人服之，大有补益。

【用法用量】 随意食之。

三才膏

【处方起源】 《冯氏锦囊秘录杂症大小合参》卷五《痿黄》。

【药物组成】 天冬（去心）、地黄、人参各 500 克。

【制作方法】 将上药加水煎成膏。

【功能主治】益气健脾，养阴退蒸。

【适 应 证】骨蒸痿黄。用于儿科龟胸龟背。

【用法用量】取膏适量，白开水调服。

还元膏

【处方起源】《寿世仙丹·内科经验良方》卷三《补益》。

【药物组成】人参、韭子各100克，鹿角胶、仙茅、白苓、黑豆、乳汁、蜂蜜各
200克。

【制作方法】共8味除蜂蜜、乳汁以外，用水1000克，煎沸，浓缩成500克，
再加入蜂蜜、乳汁，炼成膏，制成饼子。

【功能主治】健脾养血，固精益寿。

【适 应 证】主治气血两虚之头晕、乏力。

【用法用量】可常服不拘，汤酒送下。

白术膏

白术膏一

【处方起源】《清宫配方集成·补益方》。

【药物组成】白术1600克。

【制作方法】上药以水煎煮滤渣，重复3遍。将滤液加热浓缩，下入蜂蜜，收膏即成。

【功能主治】补脾滋肾，益气化痰。

【适 应 证】诸虚劳损，饮食无味，精神短少，四肢无力，面色萎黄，肌肉消
瘦，腰膝酸软，脾湿下注，遗精白浊，虚损劳伤。

【用法用量】 每晨用米饮服 10 ~ 15 克。

【说　　明】 忌生冷、油腻、坚硬等物。

白术膏二

【处方起源】《医学入门》卷七。

【药物组成】 白术 500 克，陈皮 120 克。

【制作方法】 煎膏。

【功能主治】 和胃消食，健脾止泻。

【适 应 证】 脾胃不和，饮食无味，大便泄泻。

【用法用量】 每次服 15 ~ 20 毫升，开水冲服。

党参膏

【处方起源】《清宫配方集成·补益方》。

【药物组成】 党参 600 克，当归、熟地黄各 300 克，升麻 75 克。

【制作方法】 上药以水煎煮滤渣，重复 3 遍。将滤液加热浓缩，下入蜂蜜，收膏
即成。

【功能主治】 补血填精，益气升阳。

【适 应 证】 虚劳内伤，身热心烦，头痛恶寒，懒言恶食，脉洪大而虚；或阳虚
自汗，失眠多梦；或气虚不能摄血；或泻痢脾虚，久不自愈，一切
清阳下陷、元气不足。

【用法用量】 每服 10 ~ 15 克，白开水冲服。

当归膏

当归膏一

【处方起源】《古今医统大全》卷四十六《药方》。

【药物组成】当归（酒洗）700克，芍药（微炒）400克，生地黄（酒洗）250克，薏仁（糯米炒，去粉）、白术（泻者，黄土微炒）各500克，茯苓300克，莲肉（去心）、山药（炒）各250克，陈皮200克，人参（脉微者，倍之）150克，甘草（半炙半生）75克，枸杞子200克。

内外俱热如蒸者，加青蒿汁100克，银柴胡50克，胡黄连25克；内热蒸者，加地骨皮200克，牡丹皮100克、知母50克；女人，加童便浸香附子50克，乌药100克，玄胡100克；男女胃脘痛者，加草豆蔻50克；寒，加肉桂；虚火阵阵作痛，加炒黑山栀仁25克；头昏目晕者，加天麻100克，钟乳粉50克；头虚痛者，加大川芎100克；咳嗽，加贝母150克，紫菀50克，五味子50克；肺热者，加麦冬150克，天冬50克，桔梗、百部各50克；足膝软弱或酸者，加牛膝200克，石斛100克；腰背痛者，加杜仲300克，橘核仁50克。

【制作方法】上述药物用水10升，文武火熬成膏，加熟蜜于内，冬用200克，春用250克，夏秋用300克，依法再熬。

【功能主治】补益脾胃，益气养血。

【适 应 证】脾胃虚弱。

【用法用量】每服1匙，每日3次。

【禁 忌 证】实证不宜。

当归膏二

【处方起源】《折叠普济方》卷三《一三》。

【药物组成】 当归、川芎、木鳖子、穿山甲、蓖麻子、败龟板、油头发、白蔹、白及、白芷、草乌各等分，四物汤1贴，败毒散1贴。

【制作方法】 以上香油500克，于罐内浸此药，春五夏三日，秋七冬十日。然后用松香500克，夏使油200克，冬使油225克；次用乳香50克，没药50克，血竭少许，麝香少许，龙骨（煅）15克，白矾25克（飞）。上为末。待松香入油，用槐条搅匀，文武火熬，去烟净，入药，滴入水成珠子则膏成。水浸，再下油500克或450克，使黄丹200克，槐、柳、桃枝各7寸，杏仁25克，再煎匀烟净，用没药末25克，乳香25克，皂针搅匀成膏，收于罐内，大小摊之。

【功能主治】 排毒敛疮。

【适 应 证】 诸般痈疽发背，瘰疬恶疮。

【用法用量】 外敷。

参术膏

参术膏一

【处方起源】《古今医统大全》卷四十六《药方》。

【药物组成】 生晒参、白术（土炒）各500克，薏苡仁（炒熟）400克，莲肉（去心皮）300克，黄芪（蜜水炒）200克，茯苓200克，神曲（炒）100克，泽泻25克，甘草（炙）25克。

【制作方法】 上药以水煎煮滤渣，重复3遍。将滤液加热浓缩，下入蜂蜜，收膏即成。

【功能主治】 健脾益气，消食宽中。

【适 应 证】 虚劳，脾胃虚弱，不能运化，或胀或泻。

【用法用量】 饮汤调服25克。

【禁 忌 证】实证不宜。

参术膏二

【处方起源】《医统》卷四十六。

【药物组成】人参 500 克，白术（土炒）500 克，薏苡仁 400 克（炒熟），莲肉 300 克（去皮心），黄芪 200 克（蜜炙），茯苓（去皮）200 克，神曲（炒）100 克，泽泻 25 克，甘草（炙）25 克。

【制作方法】水 2 斗，煎 1 斗，去滓，再熬成膏。或为细末。

【功能主治】健脾和胃，消食止泻。

【适 应 证】虚劳，脾胃虚弱，不能运化，或胀或泻。

【用法用量】每服 2～3 钱，饮汤调下。

参术膏三

【处方起源】《鲁府禁方》卷一《内伤》。

【药物组成】人参（去芦）360 克，白术 1360 克。

【制作方法】上药以水煎煮滤渣，重复 3 遍。将滤液加热浓缩。

【功能主治】大补元气，补益脾胃。

【适 应 证】饮食失节，损伤脾胃，劳役过度，耗伤元气，肌肉瘦削，饮食不进。

【用法用量】取 2～3 汤匙，白米汤送下，不拘时候，任意服之。

楂梨膏

【处方起源】《寿世保元》卷十《杂方》。

【药物组成】山楂、甜梨各 5000 克，蜜 200 克。

【制作方法】将山楂、甜梨去核，共捣取自然汁，入锅内慢火熬，入蜜 200 克，共熬成膏。

【功能主治】 健脾润肺。

【适　应　证】 脾肺气阴虚。

【用法用量】 每服 1 匙，每日 3 次。

【禁　忌　证】 实证不宜。

健脾方

【处方起源】《惠直堂经验方》卷一《补虚门》。

【药物组成】 陈米锅焦 1000 克，苍术（麸炒）、白芍（醋炒）各 150 克，干佛手 40 克。

【制作方法】 将上药研为细末，白糖开水调如糊状。

【功能主治】 健脾消食。

【适　应　证】 脾胃虚弱所致的食欲减退，嗳气，腹胀。

【用法用量】 每服 50 克，每日 2 次。

资生健脾膏

【处方起源】《慈禧光绪医方选义》第十三章《治脾胃病医方》。

【药物组成】 党参 200 克，茯苓 200 克，炒白术 150 克，炒柏子仁 150 克，砂仁（研）100 克，木香（研）100 克，山药 100 克，厚朴 100 克，陈皮 120 克，炒枳实 120 克，炒三仙 400 克，炙甘草 50 克。

【制作方法】 上药以水煎煮滤渣，重复 3 遍。将滤液加热浓缩，下入炼蜜，收膏即成。

【功能主治】健脾和胃，行气消痞。

【适 应 证】脾虚气滞之脘腹痞满，食少倦怠，大便略干，舌苔腻，脉弦。

【用法用量】每用 12 克，白开水冲服。

调气化饮膏

【处方起源】《慈禧光绪医方选义》第十三章《治脾胃病医方》。

【药物组成】沙参 200 克，白术（炒）150 克，茯苓 200 克，槟榔 200 克，三棱
　　　　　　200 克，木香 100 克，砂仁 100 克，苍术（炒）150 克，厚朴（制）
　　　　　　150 克，陈皮 150 克，鸡内金（焙）150 克，枳实（炒）150 克，
　　　　　　甘草（生）80 克。

【制作方法】上药以水煎煮滤渣，重复 3 遍。将滤液加热浓缩，下入炼蜜，收膏
　　　　　　即成。

【功能主治】健脾行气，化湿和胃。

【适 应 证】脾虚食滞之脘腹胀满，口淡无味，恶心呕吐，乏力纳呆，舌苔白腻
　　　　　　而厚，脉滑。

【用法用量】每服 15 ～ 20 克，白开水冲服。

【禁 忌 证】阴虚者不宜服。

大岩蜜汤

【处方起源】《备急千金要方》卷三《妇人方中·心腹痛第四》。

【药物组成】干地黄、当归、独活、甘草、芍药、桂心、细辛、远志各 100 克，
　　　　　　吴茱萸 500 克，干姜 150 克。

【制作方法】上药以水煎煮滤渣，重复 3 遍。将滤液加热浓缩，下入蜂蜜，收膏

即成。

【功能主治】温中补虚，和里缓急。

【适 应 证】妇女产后因寒所致的心腹疼痛，腹中挛痛，时痛时止，喜温喜按，
舌淡苔白，脉细弦而紧。

【用法用量】每服1匙，每日3次。

【禁 忌 证】实热、湿热型腹痛不宜服。

扶元和中膏

【处方起源】《慈禧光绪医方选义》。

【药物组成】党参75克，白术50克（炒），茯苓50克（研），砂仁20克（研），
归身50克（土炒），杜仲50克（炒），香附30克（制），生黄芪
50克，谷芽50克（炒），鸡内金50克（焙），半夏40克（姜炙），
佩兰草30克，生姜30克，红枣20个（肉）。

【制作方法】以水熬透，去滓，再熬浓，兑冰糖2两为膏。

【功能主治】久病脾虚食少，胸闷干哕，倒饱嘈杂，食物不消。

【用法用量】每服3钱，白水送下。

调元百补膏

【处方起源】《寿世保元》卷四《痨瘵》。

【药物组成】当归身（酒洗）120克，怀生地黄1000克，怀熟地黄120克，甘
枸杞子500克，白芍500克（用米粉炒），人参120克，辽五味子
30克，麦冬（去心）150克，地骨皮120克，白术（去芦）30克，
白茯苓（去皮）360克，莲肉120克，怀山药150克，贝母（去心）

90 克，甘草 90 克，琥珀 4 克，薏苡仁（用米粉炒）24 克。

【制作方法】上药锉细，和足水 5 升，微火煎之，如干，再加水 5 升。如此 4
　　　　　　次，滤去渣，取汁，文武火熬之，待减去三分。每 500 毫升加炼净
　　　　　　熟蜜 120 毫升（春加 150 毫升，夏加 180 毫升），共熬成膏。

【功能主治】养血和中，宁嗽化痰，退热定喘，除泻止渴。

【适 应 证】五劳七伤，诸虚劳极，元气不足，脾胃虚弱者。

【用法用量】每服 30 毫升，白汤调下。

西医学对老化的认识

随着西医学的发展，人类的平均寿命不断延长。随之而来的问题是老化及与其相关的老年病给个人、家庭乃至社会带来的沉重负担。著名老年病专家陈可冀院士曾提出过的"如何'老得好'"这一命题，让我们认识到，仅仅延长生理意义上的寿命并不是最终目的，实现"健康老龄化"，延缓老化，提高老年人生活质量，才符合人类追求长寿的初衷。因此探究导致老化的原因，破解人类"老化"的密码，是当今生命科学最热门的课题之一。

一、老化的定义

各国学者都曾经试图对老化进行概况性描述，而且对其定义的侧重点各有不同。2013 年中国老年学学会对老化的定义着重从人体整体生理功能的衰退及其病理变化过程等方面对老化进行了描述。中国老年学学会在《中国衰老与抗衰老专家共识》中将衰老表述为："衰老是随年龄增加而缓慢出现、普遍发生的生物学过程，是指绝大多数生物正常生理功能出现不可逆的衰退过程。"就人类来说，老化可表现为皮肤皱褶、头发花白、行动迟缓、相关激素分泌减少、记忆功能减退，以及多种脏器退行性变化等多种现象。从方便研究的角度，研究者们对老年期出现的机体生理和结构的退化，使用"衰老"术语专门加以描述。

老化与疾病通常作为密不可分的一对概念被同时提起，不过学界普遍认为老化是一种生理现象，与疾病是相互关联但并不相同的两个过程。有人将老化比作"百病之源"，认为它是老年病发生的共同危险因素。

有学者主张将老年疾病所导致的生理功能衰退定义为"病理性衰老"，以便与年龄增长引起的机体调节能力下降所导致的"真衰老"进行区分。然而目前我们所掌握的科技手段尚且无法对这两种衰老进行区别，而且有部分学者认为，这两者实质是密不可分的一个整体，对其进行区分缺少理论依据。不过，虽然将自然衰老与疾病进行区分，对于人类衰老这一基本生物过程是非常必要的，但是从临床诊疗的角度出发，人体是一个整体，衰老与疾病互为因果，密不可分，很难将它们完全割裂开来看。

二、老化的分子生物学机制

老化是一个复杂而又漫长的过程。与发育的高度程序化不同，老化受遗传、心理、环境等因素的影响，具有很大的个体差异，因此学者们对老化机制所进行的研究也异常复杂。目前，关于老化的分子生物学机制研究依然是生命科学的热门领域，不同学者对此也持有不同的意见，并形成了多种假说。

1. 氧化损伤

氧化损伤假说可以说是老化机制假说中最为著名的一个了，甚至许多保健商品也打着抗氧化的旗号作为宣传噱头。支持这一假说的科学家认为，生物代谢产生的活性氧造成的氧化应激损伤随着时间不断累积，最终导致了生物体的老化。这一过程在人体的心、脑等器官的疾病中表现得尤为明显，例如氧化应激损伤在心脑血管疾病的缺血—再灌注过程中对周围组织产生显著的病理损害，是诸多心脏和神经系统疾病的重要病理机制。支持氧化损伤学说的学者通过使含有抗氧化基因的转基因果蝇过量表达铜/锌超氧化物歧化酶和过氧化氢酶，达到延长果蝇寿命的目的。

2. 基因组不稳定性

基因组长久以来的变化，如基因位点突变、重复序列的缺失、基因重排等的不断积累，一直被部分学者认为是老化的起因之一。但鉴于此类突变在人体内出现的比例并不高，所以该假说也遭受了一定的质疑。

（1）端粒

端粒是染色体末端的重复DNA序列。端粒在缺少端粒酶协助的情况下，不能被DNA聚合酶完全复制，所以在细胞分裂过程中，端粒会不断缩短。在人的原代培养细胞中可观察到：在细胞传代增殖过程中，端粒长度确实缩短。因此，端粒缩短被认为可能在细胞老化的过程中起到了分子钟样的调控作用。

（2）非基因组DNA

酵母细胞内的一种核外环状DNA会在分裂时留在母体内，随着分裂次数的增加，这种环状DNA逐代累积，随之而来的是酵母细胞不断出现的表型变化，以及分裂能力丧失等老化的表现。研究人员推测此种DNA的累积剥夺了正常DNA表达所需的必要物质，从而导致了酵母细胞的老化。

已有实验证实，线粒体DNA的突变导致线粒体功能失调，导致细胞死亡。然而也有观点认为，线粒体DNA突变导致的细胞死亡仅仅是老化的结果，而非老化的成因。

3. 细胞凋亡失调

一些对人及其他哺乳类动物的研究发现，细胞死亡在老化的某些过程中发挥着重要作用。在阿尔兹海默病等老年疾病发病的过程中，一些维持器官正常生理功能的细胞（比如神经元）会持续丢失。另外，细胞凋亡失调也可能影响人体对凋亡细胞的清除作用，这一现象被认为与老年人癌症发病率增高具有关联性。

目前，关于细胞老化的信号网络和机制的研究仍处于起步阶段，已有的结论主要是基于细胞培养实验得出。要正确评价细胞凋亡在老化过程中发挥的作用还需要进一步研究。

此外，2014年Moskalev提出老化的进化性学说（废弃体细胞学说，disposable soma theory）；Kirkwood和Hayflick引入熵增的概念以解释老化；Schachter认为老化系损伤与改变、稳定替换与修复两个过程相互作用的结果。

三、老化的量化标准

作为一个客观存在的生理过程，老化与机体代谢息息相关。然而，遗憾的是，目前还没能找到不受疾病影响，能够准确代表生理性老化的生物标志物。不过，有学者总结了近年来的老年医学研究进展，得出了比较能代表哺乳动物老化过程的9个表征：基因组不稳定性、端粒损耗、表观遗传改变、蛋白质降解能力下降、营养物感知失调、线粒体功能障碍、细胞老化、干细胞衰竭和细胞间通讯的改变；并试图通过分析这些表征之间的关联来实现改善老年人健康状况的目标。

老化与年龄直接相关，但是由于个体化差异较大，年龄只能作为老化过程的粗略评价指标。从医学预防的角度来说，医务工作者关心的是个体的老化变化，目的是评估筛查老化高危个体并及时给予干预。目前在老年医学研究中，多使用"衰弱"作为一种临床症状对老年病患者进行评价。对衰弱的评估模型有很多种，目前国际上进行的老化相关研究，多是采用以下两种模型或针对不同人群在此基础上进行调整。

1. 基于美国心血管病研究提出的衰弱表型定义

基于机体的能量和耐受力在应激状态下出现的内环境平衡能力下降，机体对外界刺激易感的过程，构建了针对衰弱的评价标准：满足"非预期身体质量下降、自述疲乏、肌力弱、行走速度慢、躯体活动量小"这5项标准中任意3项及以上的即为衰弱，满足其中1~2项为衰弱前期，都不满足的则定义为健康状态。此模型被证明可以较好地预测患者未来的不良转归。

2. 基于加拿大健康和老化研究提出的衰弱指数

衰弱指数是以健康缺失累积思想为基础的。衰弱指数量表共包括 4 个方面 70 种健康缺陷项目，其中包括心理方面：情绪问题、感到悲伤或沮丧、抑郁等共 14 个条目；生活方面：穿衣困难、洗澡困难、如厕困难等 8 个条目；生理方面：面部肌肉紧张、出现掌颌反射、心律不齐等 40 个条目；既往史：认知障碍家族史、抑郁症病史、退行性疾病史等 8 个条目。每个条目即为一种缺陷，当出现这种缺陷时计 "1"，没有时计 "0"。例如 "视觉或听力问题" 没有问题或问题得到解决（佩戴眼镜或助听器）计 "0"，否则计 "1"。累计的缺陷越多就越有可能是衰弱。衰弱指数的计算公式为：衰弱指数=健康缺陷项目/70。衰弱指数范围为 0 ~ 1，衰弱界限为 0.25，超过 0.25 则被认为是衰弱。缺陷越多，指数越高，衰弱程度越重。虽然衰弱指数条目过多，影响其实用性，但与其他评价工具相比，它对衰弱的定义具有连续性，能更好地了解被测试者之间衰弱程度的细微差异且在纵向研究中具有优势。

四、老化与老年病

老化与多种慢性病的发病密切相关，且两者存在互相作用，这种影响随着年龄的增加愈发明显。老化是多种疾病的主要危险因素，是导致老年综合征的直接原因之一。老化可加重老年综合征的不良预后，如骨质疏松导致骨折，营养不良增加感染风险，引起骨骼肌减少症，最终导致跌倒和依赖等。同样地，疾病也会加速老化，降低机体对应激反应的适应性和面对外界刺激的调节能力。多种共患病加速降低人体多个系统的生理储备能力，进一步导致与年龄相关的体内平衡失调，加速老化进程。如充血性心衰、心肌梗死、高血压、脑血管病、糖尿病、慢性阻塞性肺疾病、慢性肾病和系统性感染等疾病均能增加衰弱的风险。

除上述身体功能方面的衰退外，老化还与认知功能的退化有密切的联系。美国在 1247 名成年人对于老化的态度的调查中显示，比起容颜消逝以及罹患疾病风险的增加，大约 82% 的人认为与老化相关的认知功能损伤是老化过程中最令他们感到恐惧的地方。与老化相关的认知功能损伤严重降低了老年人的生活质量和自主生活能力，并且给家庭和社会带来了巨大的看护压力和经济负担。而人类认知功能的可塑性使得用医学手段干预由老化带来的认知功能损伤成为可能。老年人可通过适当的干预措施改善自身的认知功能，延缓老化。所以研究与老化相关的认知功能损伤机制并寻找应对策略在当今老年医学研究中有着重大的意义。

老化受身体、认知、社会、心理等多种因素的影响，身体、认知和社会心理因素间存在相互作用。医学对于老化机制及其病理生理学的研究，使人类对老化进行干预，延缓老化进程成为了可能。随着研究的深入，人们将更加清晰地认识老化、衰弱和共患病之间的共性与异性，为延缓老化提供更为有效的干预措施。

参考文献

［1］Moskalev AA, Aliper AM, Smit-McBride Z, et al. Genetics and epigenetics of aging and longevity［J］. Cell Cycle, 2014, 13(7): 1063-1077.

［2］van Deursen JM. The role of senescent cells in ageing［J］. Nature. 2014, 509(7501): 439-46.

［3］Gottschling DE, Nyström T. The Upsides and Downsides of Organelle Interconnectivity. Cell, 2017, 169(1): 24-34.

［4］López-Otín C, Galluzzi L, Freije JMP, et al. Metabolic Control of Longevity［J］. Cell. 2016, 166(4): 802-821.

［5］王燕秋，韩斌如. 衰弱表型定义对老年人不良结局预警的研究进展［J］. 护理学报，2015，22（14）：20-23.

［6］韩璐璐，白小涓，陈香美. 衰老及生物学年龄评价方法的研究进展［J］. 中华医学杂志，2010，90（18）：1291-1293.

［7］张雨林，胡国义，金承烈. 抗衰老：并不这么容易——衰老和抗衰老的几个基本知识点的刍议［J］. 中国老年学杂志，2015，35：573-575.

［8］中国老年学学会衰老与抗衰老科学委员会. 中国衰老与抗衰老专家共识（2013年）［J］. 中国中西医结合杂志，2014，34（2）：133-135.

［9］俞卓伟，马永兴. 综合探讨衰老综合征群与抗衰老医学的重要性［J］. 中国老年学杂志，2016，36：5198-5201.

［10］陈洁，李婷冶. 衰弱症临床诊治研究进展［J］. 中国老年学杂志，2014，34（17）：5019-5022.

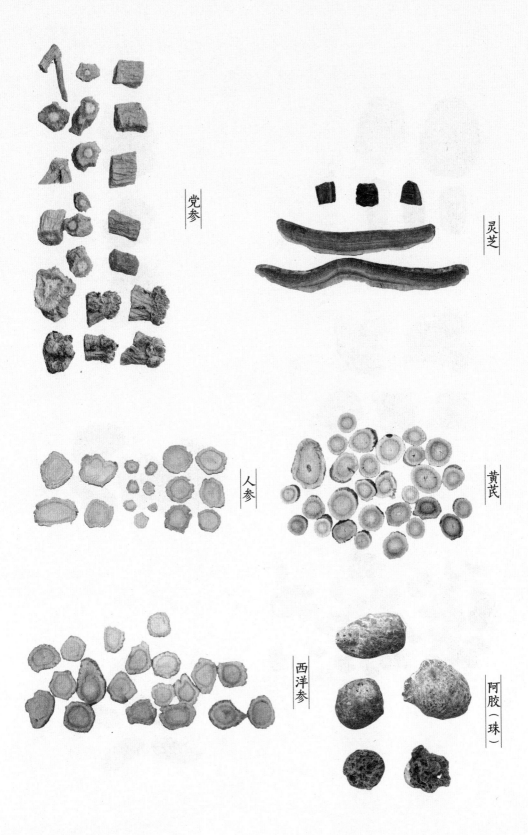

党参

灵芝

人参

黄芪

西洋参

阿胶（珠）

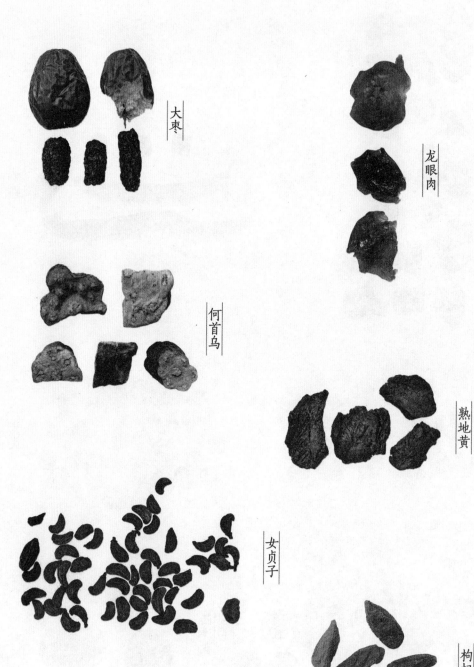

大枣

龙眼肉

何首乌

熟地黄

女贞子

枸杞子

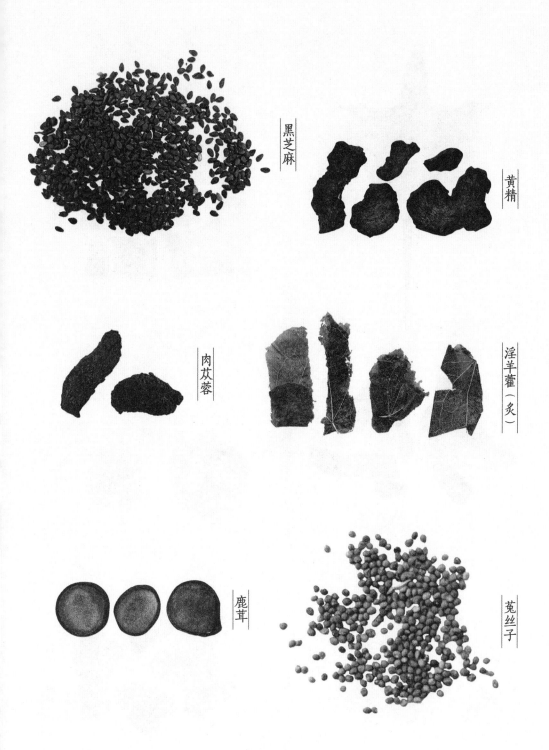

黑芝麻

黄精

肉苁蓉

淫羊藿（炙）

鹿茸

菟丝子

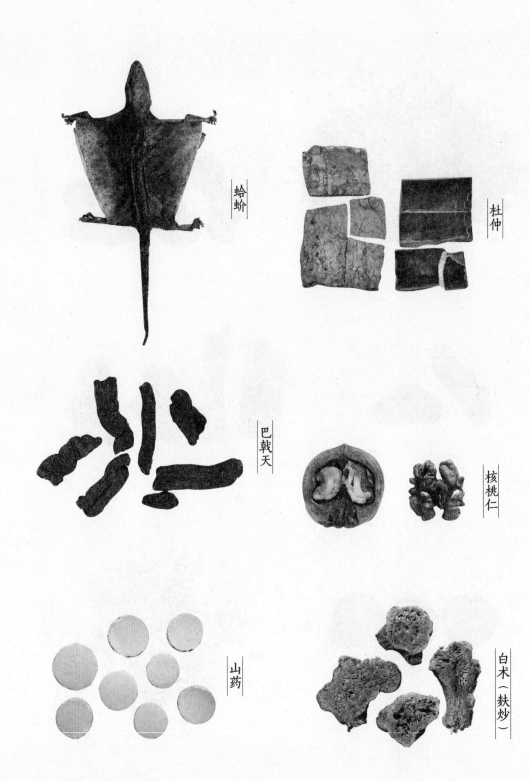

蛤蚧

杜仲

巴戟天

核桃仁

山药

白术（麸炒）

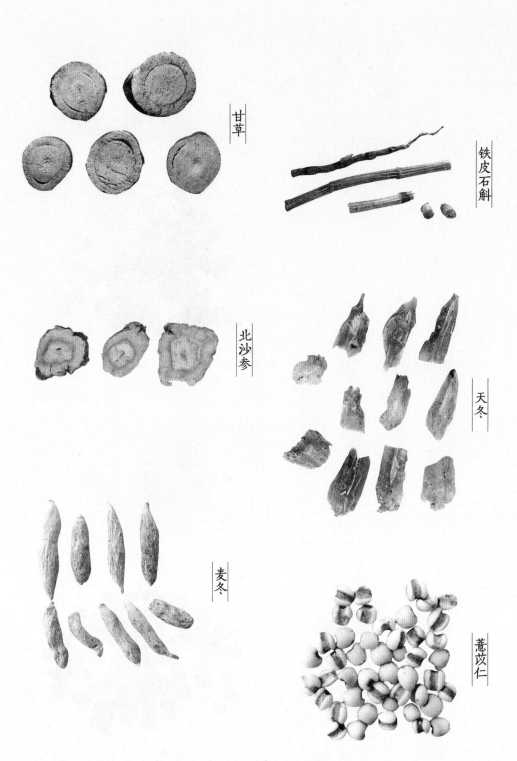

甘草

铁皮石斛

北沙参

天冬

麦冬

薏苡仁

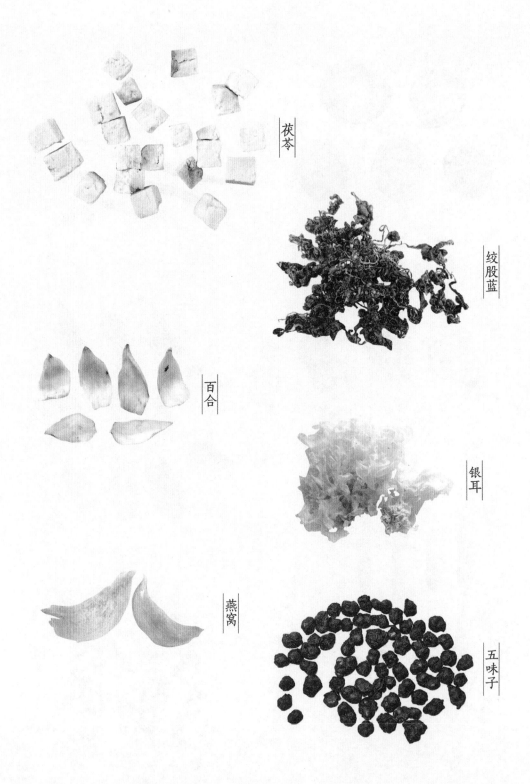

茯苓

绞股蓝

百合

银耳

燕窝

五味子

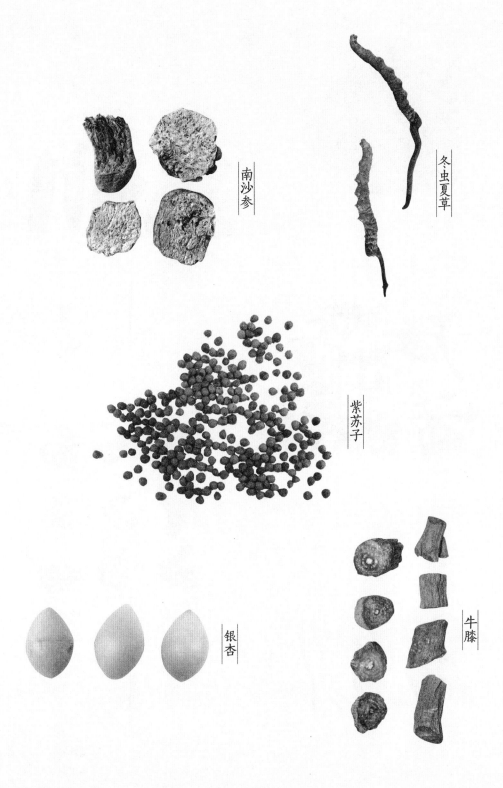

南沙参

冬虫夏草

紫苏子

银杏

牛膝

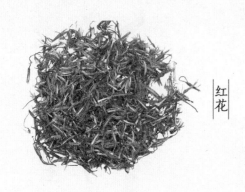

红花

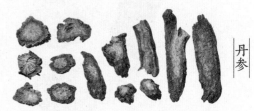

丹参

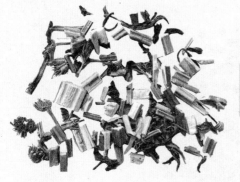

益母草

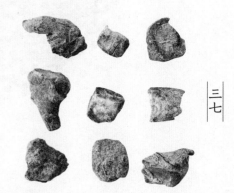

三七

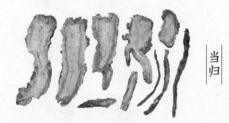

当归

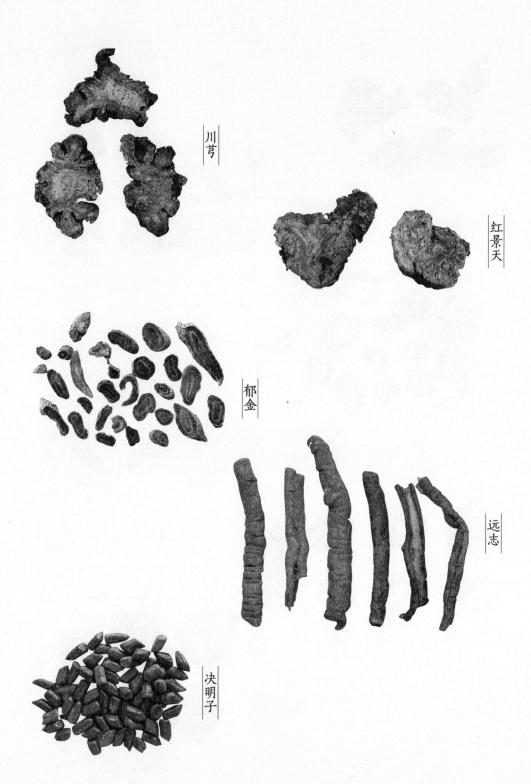

川芎

红景天

郁金

远志

决明子

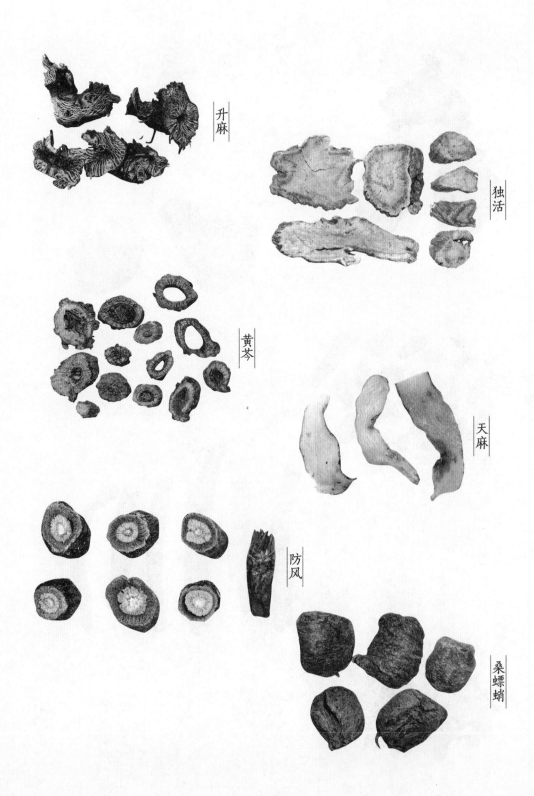

升麻

独活

黄芩

天麻

防风

桑螵蛸